PERFECT MASTER

歯科国試
パーフェクトマスター

# クラウンブリッジ補綴学

木本克彦・星　憲幸　著

第2版

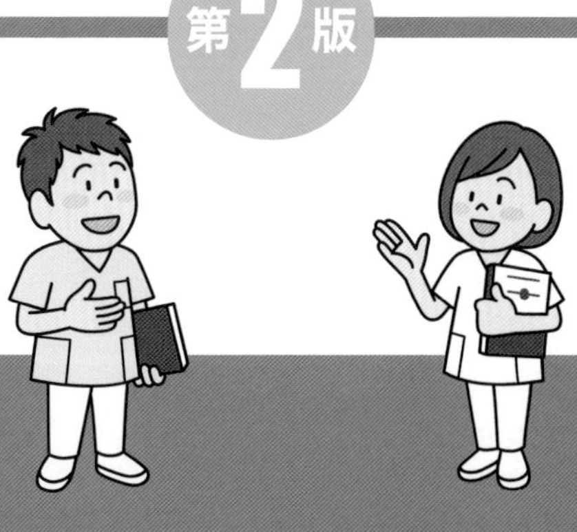

医歯薬出版株式会社

# 執筆者一覧

神奈川歯科大学歯科補綴学講座クラウンブリッジ補綴学分野

木本克彦

星　憲幸


**本書中のマークの見方**

Check Point　：各章の最も大切な項目

よくでる　：歯科医師国家試験に頻出の内容

CHECK!　：必ず押さえておきたい重要ポイント

：大切なキーワード，キーポイント

：理解を助ける補足

コラム　：著者からのアドバイス


This book is originally published in Japanese
under the title of :
Shikakokushi Pāfekutomasutā Kuraun-Buriggi-Hotetsugaku
(Crown and Bridge Prosthodontics for National Board of Dental Examination)



Kimoto, Katsuhiko
Professor, Department of fixed Prosthodontics
Kanagawa Dental University

Hoshi, Noriyuki
Professor, Department of fixed Prosthodontics
Kanagawa Dental University





ISHIYAKU PUBLISHERS, INC.
7-10, Honkomagome 1 chome, Bunkyo-ku,
Tokyo 113-8612, Japan

# はじめに

クラウンブリッジ補綴学は，歯の実質欠損や欠損に対して，生体に調和した人工材料を用いて歯の形態，機能，審美性を適切に回復し，患者の健康を維持，増進させることを目的としており，歯科臨床では高頻度治療の1つとしてあげられます．

2018年に『クラウンブリッジ補綴学第5版』に準拠した歯科医師国家試験対策の参考書として上梓された本書の初版は，好評をもって迎えられ，今日まで刷を重ねて4刷に至っております．この間，デジタル技術の進歩や新しいメタルフリー材料の登場によりクラウンブリッジ補綴学の日常臨床は刻一刻と変化しており，歯学生には知識や情報のアップデートとその整理が求められます．

このようなことを踏まえ，以下の点を考慮して本書の改訂を進めました．

① 標準的なクラウンブリッジ補綴学の教科書である『クラウンブリッジ補綴学第6版』に準拠し，要点を理解しやすいように表や図を新たに追加・修正した．

② 学術用語については，『歯科補綴学専門用語集第5版』（日本補綴歯科学会編）に準拠しつつ，歯科医師国家試験出題基準との整合性を図りながら，本書内で用語の統一をした．

③ すでにクラウンブリッジ診療で臨床応用されている新素材や新機材については，新たに追記した．

④ 学生が出題範囲を把握するために本書の内容と最新の令和5年版歯科医師国家試験出題基準との対応表を加えた．

本書が，これからも歯学生の卒前教育の教材として幅広く活用され，技術革新が進むクラウンブリッジ補綴学への理解がいっそう深まればこの上ない喜びです．

2022年10月

**木本克彦**
**星　憲幸**

歯科国試パーフェクトマスター

# クラウンブリッジ補綴学 第2版　目次

# Chapter 1
# 総　論

**Check Point**

・クラウンブリッジによる治療の特徴を理解する．
・下顎運動について理解する．
・クラウンブリッジに必要な検査について理解する．
・クラウンブリッジの要件を理解する．

## Ⅰ．クラウンブリッジによる治療の利点と欠点

クラウンブリッジは，歯根膜負担による補綴装置であるため，以下のような利点と欠点があげられる．

| | 項目 | 内容 |
|---|---|---|
| 利点 | 支台歯に固定される | 着脱の必要がない．<br>支台歯と一体化するため，機能回復の効果が高い． |
| | 天然歯に近い形態回復ができる | 口腔機能や審美性を回復し，異物感が少なく自浄性の高い形態を付与できる． |
| | 機能圧のコントロールが可能である | 支持組織の負担能力に応じた咬合接触関係，頬舌的幅径，咬頭傾斜，遁路の付与により機能圧を加減できる． |
| | 幅広い症例に適応できる | 性別・年齢を問わず，生活歯，失活歯および，理由があれば健全歯にも適応できる． |
| 欠点 | 歯質切削を伴う | ほとんどの場合，歯質切削により保持形態を付与する必要がある．また，固定性ブリッジの場合は，平行性確保のため健全歯質を切削することもあり，歯質の切削が多くなることにより歯冠や歯根の破折の危険性が大きくなる． |
| | 清掃性に劣る | 固定性ブリッジでは，ポンティックの基底面や連結部の形態によっては清掃が不良になりやすく，二次齲蝕や歯周病を誘発する可能性がある． |
| | 修理が困難である | 支台装置が支台歯に固定されることがほとんどであり，装着後の修理や，口腔内の状態に合わせた改変が困難である． |

**CHECK!**　特に欠点の項目は部分床義歯との比較で理解するとよい．

## 2　ブリッジと部分床義歯の比較

| | ブリッジ | 部分床義歯 |
|---|---|---|
| 欠損歯数 | 1～数歯欠損 | 1 歯欠損～1 歯残存 |
| 欠損部顎堤の吸収 | 小さい | 大きい |
| 支台歯歯質の削除量 | 多い | 少ない |
| 支台歯の数 | ブリッジの適否の判定（→ p.35 参照） | 制約なし |
| 支台歯の骨植 | 良好な場合に適応 | 良好～不良まで適応 |
| 萌出程度，歯軸の方向 | 前処置が必要 | 支台歯の選択により適応 |
| 咬合状態 | 良好な場合に適応 | ブリッジより自由度あり |
| 審美性 | 良好 | 不良な場合もある |
| 口腔内感覚 | 良好 | 不良 |
| 口腔衛生状態 | 良好な場合に適応 | 不良な患者にも適応できる |

# Ⅱ. 下顎位と下顎運動

## A 下顎位

| 下顎位 | 位置 | 特徴 |
|---|---|---|
| 咬頭嵌合位 | 歯が最大面積で接触する下顎位 | ・有歯顎者の下顎位<br>・歯列により規制される<br>・習慣性開閉口運動路と咀嚼の終末位<br>・中心位と同義．正常有歯顎者では下顎頭は下顎窩内で顆頭安定位となる |
| 下顎最後退位 | 下顎頭が側方運動可能な最後方位 | ・下顎頭の位置による下顎位<br>・体位での変化が少ない<br>・(終末)蝶番運動の開始点<br>・下顎頭が下顎窩内で最も後方に位置する状態で，ゴシックアーチの頂点に一致 |
| 中心位 | 下顎頭が関節結節後方斜面と対向し，関節窩内の前上方にあるときの上下顎の位置的関係(垂直，側方，前後運動が自由に行える位置) | ・歯の接触と無関係<br>・再現性が高い顎位 |
| 下顎安静位 | 開閉口筋の均衡が保たれる下顎位 | ・上下顎咬合面間に 2〜3 mm の安静空隙（フリーウェイスペース）が存在<br>・習慣性開閉口運動路上に存在<br>・咬合高径の目安に使用する<br>・位置変動が大きい |
| 最大開口位 | 上下顎の離開度が最大となる下顎位 | ・開口運動の際，最大に開口すると 1 点に集約する<br>・通常は約 50mm 程度開口した位置 |
| 嚥下位 | 嚥下動作の第 1 相(口腔期)における顎位 | ・咬頭嵌合位にほぼ近似(少し後方)<br>・歯の有無にかかわらず一定の下顎位をとる<br>・咬合採得の際の垂直的・水平的顎位ともに利用可能 |
| 発音位 | 発音時の下顎位 | ・s：最少発音空隙となる(1〜2 mm)<br>・m：下顎安静位に近似した顎位 |

## B 下顎運動 よくでる

| 種類 | 運動路名 | 運動経路 | 特徴 |
|---|---|---|---|
| 開閉口運動 | 習慣性開閉口運動路 | 咬頭嵌合位<br>～下顎安静位<br>～最大開口位 | 無意識に反射的に行われる下顎の開閉口を行う運動路である. |
| | 前方限界運動路 | 最前方咬合位<br>～最大開口位 | 意識的に下顎を前方位に保ちつつ，開閉口を行う運動路である. |
| | 後方限界運動路 | 下顎最後退位<br>～変曲点<br>(最大蝶番軸)<br>～最大開口位 | 下顎最後退位～変曲点は回転運動(蝶番運動：ヒンジムーブメント)となり，約 20 mm の量となる.<br>変曲点以降は滑走運動が加わる前方移動を生じながら最大開口位まで開口する.<br>その回転中心を蝶番軸(ヒンジアキシス)とよぶ |
| | 側方限界運動路 | 左右最側方位<br>～最大開口位 | 左右最側方位を保ちつつ，開閉口を行う運動路である. |
| 滑走運動 | 前方滑走運動路 | 咬頭嵌合位<br>～最前方咬合位 | 上下顎歯を接触させつつ，前方移動する運動路である．下顎頭は前下方に動く. |
| | 後方滑走運動路 | 咬頭嵌合位<br>～下顎最後退位 | 上下顎歯を接触させつつ，後方移動する運動路である．下顎頭は後方に動く．側頭筋後部の作用による. |
| | 側方滑走運動路 | 咬頭嵌合位(または下顎最後退位)<br>～左右最側方位 | 上下顎歯を接触させつつ，左右に移動する運動路である．下顎頭は作業側で回転とわずかに外方移動，平衡側で前内下方に大きく移動する．平衡側外側翼突筋と作業側側頭筋後部の作用による. |

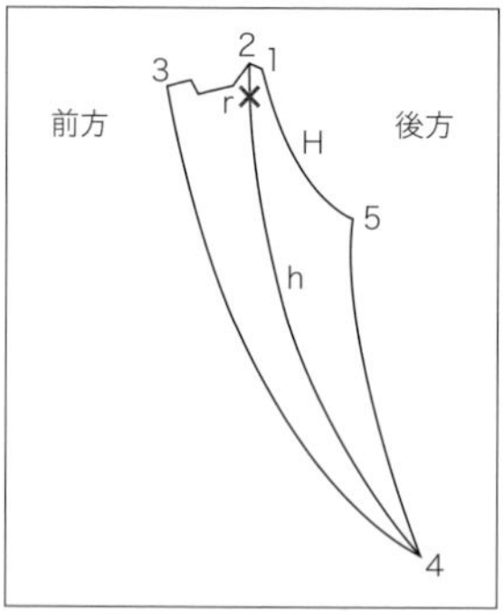


ポッセルトの図形　(Posselt, 1968 より改変)
1：下顎最後退位，2：咬頭嵌合位，3：最前方咬合位，4:最大開口位，5:変曲点，r:下顎安静位，h (2-4)：習慣性開閉口運動路，H (1-5)：終末蝶番運動路，1-5-4：後方限界運動路，3-4：前方限界運動路，2-3：前方滑走運動路，2-1：後方滑走運動路

## C 顆路

下顎運動（滑走運動）時に下顎頭が示す運動経路を顆路という.

### 1）矢状顆路

#### (1) 矢状前方顆路傾斜角（inclination of protrusive sagittal condylar path）

・下顎の前方運動時の顆路を矢状面からみたものが矢状前方顆路で，前下方に動く.

・矢状前方顆路と咬合平面との角度が矢状前方顆路傾斜角である.

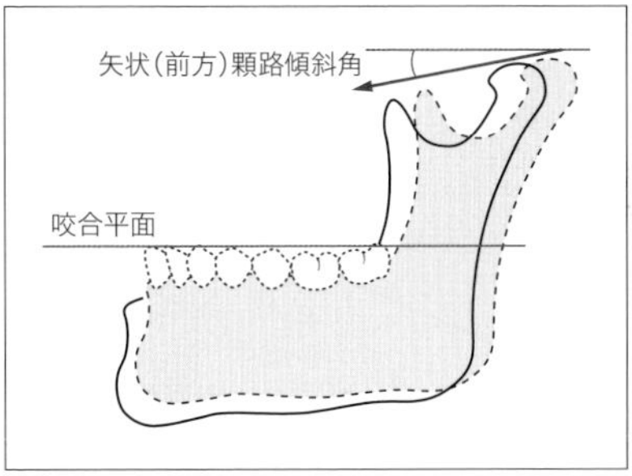


前方運動時

・矢状前方顆路の再現は咬合器の顆路部の調整により得られる.

・矢状前方顆路傾斜角の大きさは，補綴装置の形態に影響する.

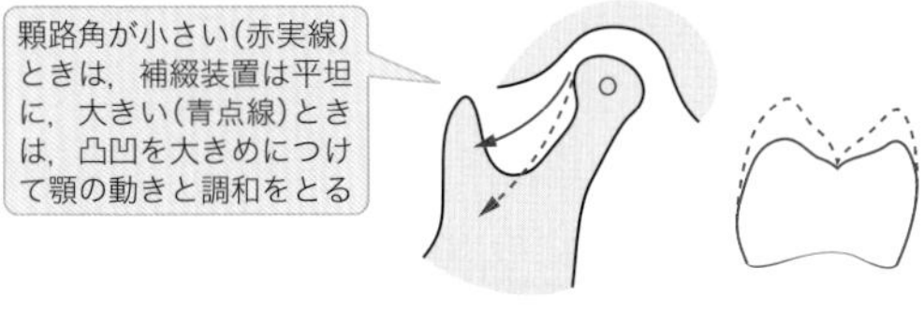


#### (2) 矢状側方顆路傾斜角（inclination of lateral sagittal condylar path）

・下顎の側方運動は，①横，②前下方，の 2 つの動きが重なり，動かしたい方向の前内下方に下顎全体が動く.

・下顎の側方運動時の顆路を矢状面からみたものが矢状側方顆路で，前下方に動く.

・下顎の側方運動時の②の動きだけをみたときの咬合平面との角度が矢状側方顆路傾斜角である.

### 2）側方顆路

（1）側方顆路角（inclination of lateral condylar path on balancing side）

・下顎の側方運動は，①横，②前下方，の 2 つの動きが重なり，動かしたい方向の前内下方に下顎全体が動く．

・下顎の側方運動時の顆路を水平面（上から）みたものが側方顆路で，横に動く．

・下顎の側方運動時の①の動きだけをみたときの矢状面との角度が側方顆路角（ベネット Bennett 角）である．

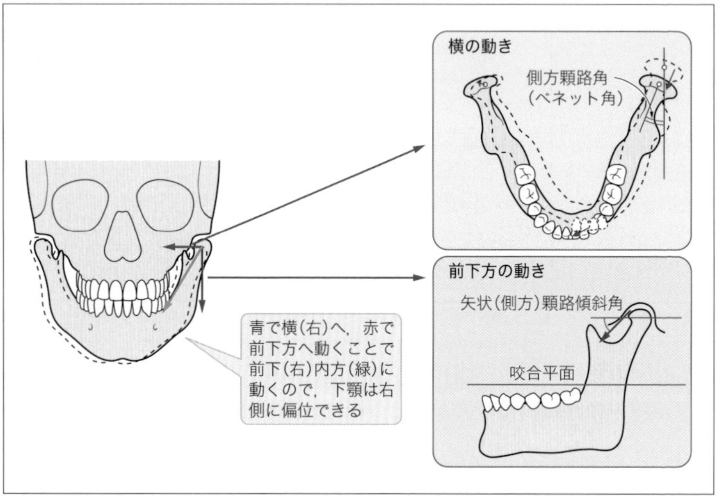


側方運動時

CHECK! 矢状顆路と側方顆路

・矢状顆路：前方運動と側方運動
・側方顆路：側方運動
　逆も成り立つので，
・前方運動：矢状顆路
・側方運動：矢状顆路＋側方顆路
となる．

| 下顎運動 | 前方成分 | 側方成分 |
|---|---|---|
| 前方運動 | ○(矢状顆路) | × |
| 側方運動 | ○(矢状顆路) | ○(側方顆路) |

# Ⅲ. 咬　合

## A 咬合様式 よくでる

側方運動時の咬合接触状態を分類したもので，有歯顎では円滑な下顎運動のため，無歯顎では義歯の維持安定のため調整を行う．

| 咬合様式 | 特徴 | |
|---|---|---|
| **犬歯誘導咬合**（ミューチュアリープロテクテッドオクルージョン，カスピッドプロテクテッドオクルージョン）<br><br>作業側の上下顎犬歯のみ接触し，上下顎臼歯は離開する．したがって，健全な犬歯を必要とする． | 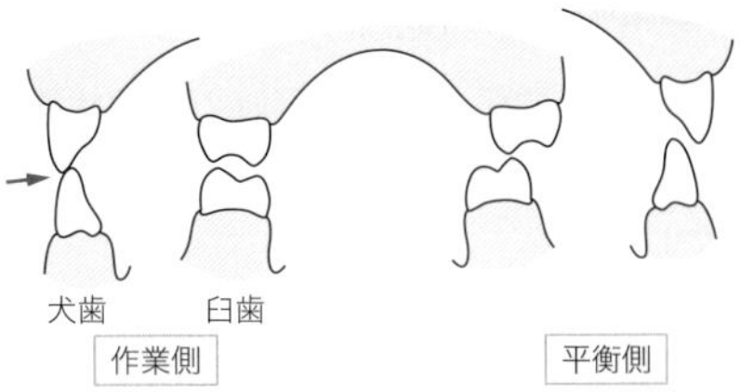 | 有歯顎 |
| **グループファンクション**<br><br>作業側の犬歯を含めた複数歯（頬側咬頭同士）が接触し，平衡側は接触がない． | 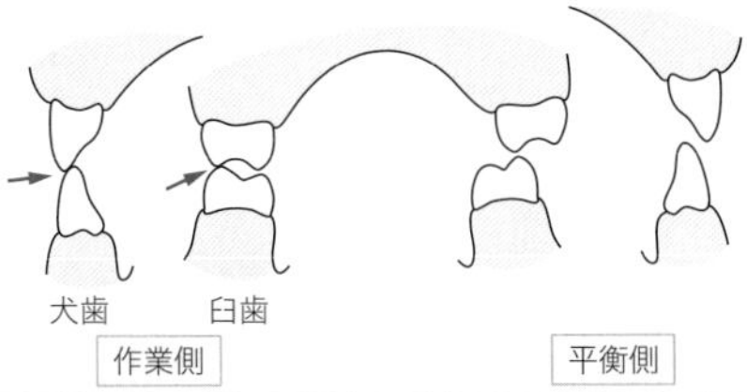 | |
| **（フル）バランスドオクルージョン**（バイラテラルバランスドオクルージョン）<br><br>側方運動時に作業側と同時に平衡側の歯が接触する．主に全部床義歯で用いられる． | 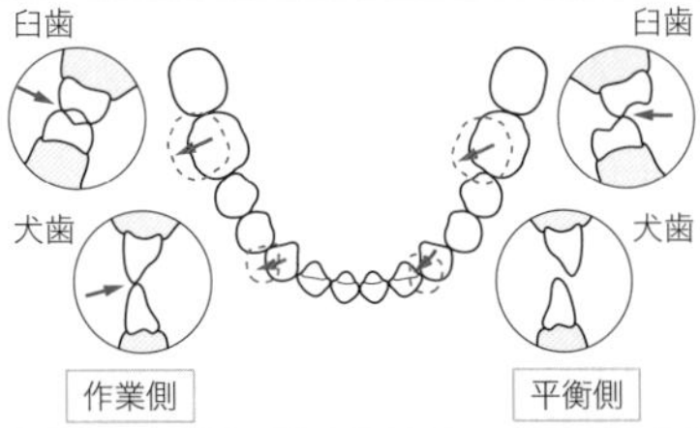 | 無歯顎 |
| **片側性平衡咬合**（ユニラテラルバランスドオクルージョン）<br><br>作業側のみ接触（頬・舌側咬頭同士が接触）する． | 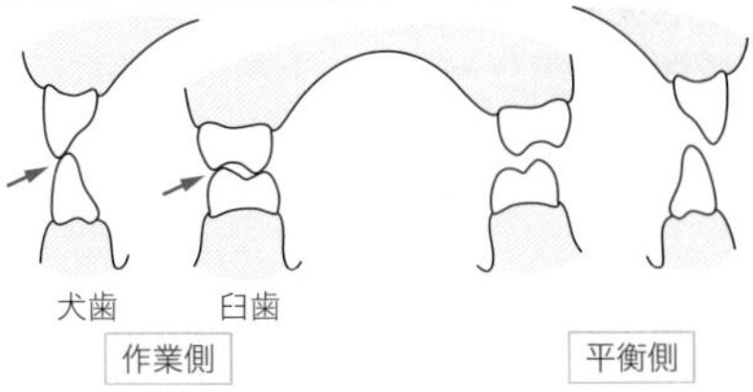 | |

## B 前歯部咬合関係

### 1）被蓋（overlap）

上顎歯列が下顎歯列を覆っている状態のことで，重なった距離（mm）で表現する．

・オーバージェット（overjet）：水平被蓋

・オーバーバイト（overbite）：垂直被蓋

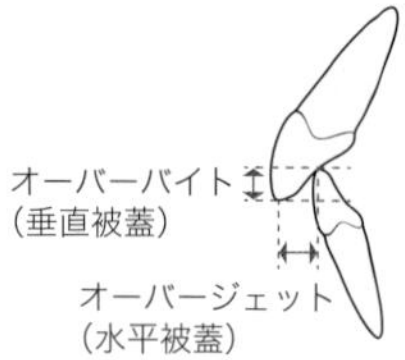


## C 臼歯部咬合関係

臼歯部の咬合関係と下顎運動時の接触状態を理解しておく．

### 1）近遠心的な咬合関係

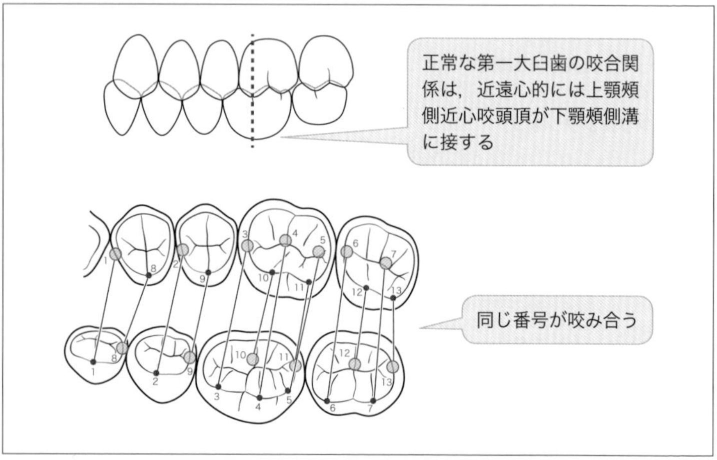


咬頭嵌合位での咬合関係

・•の咬頭と◎が嵌合する．

・上顎では嵌合する位置（◎）が近心に，下顎は遠心にある．

・機能咬頭の位置（•）は，上顎は遠心に，下顎は近心にある．

## 2）頬舌的な咬合関係

頬舌的には上顎が下顎の頬側に位置する．

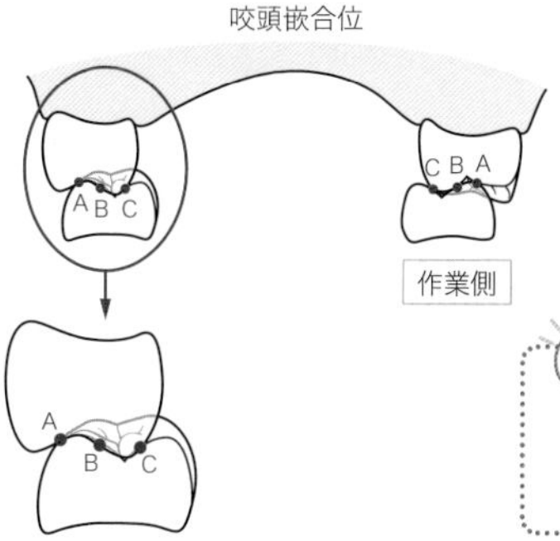


**CHECK!** ABCコンタクト

正常咬合時の上下6臼歯の咬合接触点

### 側方運動時の咬合関係

正常咬合者が咬頭嵌合位で咬合した状態で，同側へ側方運動したときの作業側接触状態は（例えば，左側臼歯部に注目し左側側方運動させる），左図の前頭面からわかるように，下顎は上顎の舌側に位置しており，下顎の咬頭は接触位置から頬側に滑走する（したがって，上顎の咬頭は接触位置より舌側に滑走する）．その際には，上下顎ともに咬頭の間を滑走することで干渉がなく滑走する．

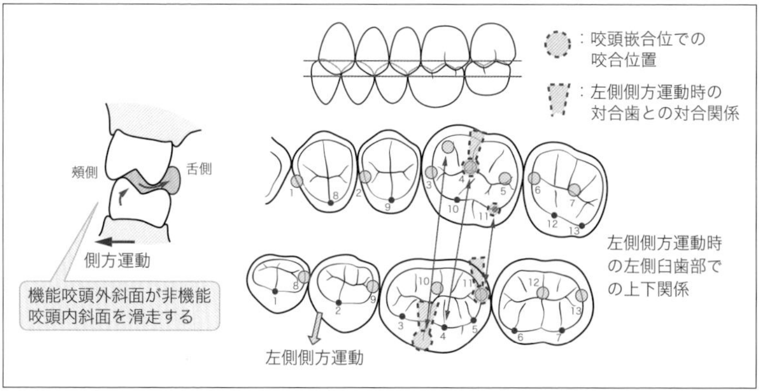


側方運動時の作業側での咬合関係

## コラム：矢状切歯路傾斜角

下顎の前方運動時の切歯点の運動経路の角度を矢状切歯路傾斜角という.

矢状切歯路傾斜角は，①前歯部の被蓋関係と，②上顎前歯の舌側面形態（アンテリアガイダンス）により変化する.

①前歯部の被蓋関係

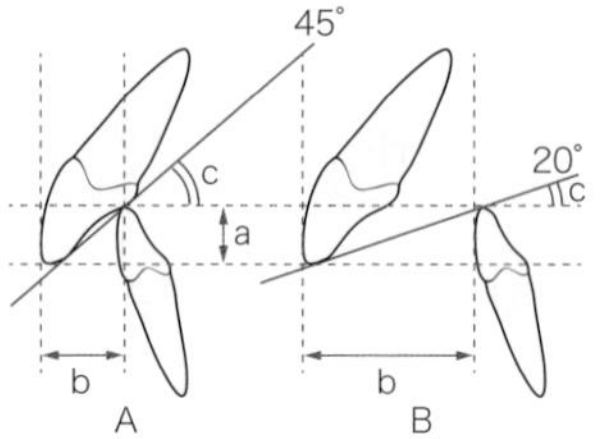


同じ形態の歯でも，被蓋の状態により矢状切歯路角が異なる.

同じオーバーバイト(a)でも，オーバージェット(b)の大きさで矢状切歯路傾斜角(c)が変動する.

②上顎前歯の舌側面形態

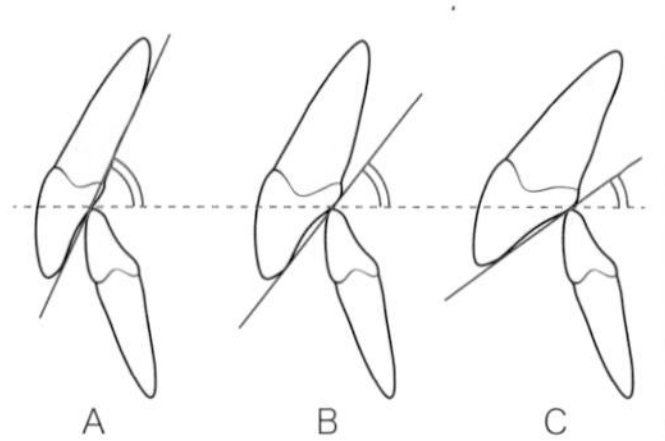


同じ被蓋状態でも，上顎前歯舌側面の形態で矢状切歯路傾斜角が異なる.

A は角度が大きく，C は小さくなっている.

また，矢状切歯路傾斜角は，有歯顎者では，臼歯離開により顎関節の負担軽減のため矢状顆路傾斜角（→ p.5 参照）と同じか大きく，無歯顎者では，義歯の安定のために小さくする.

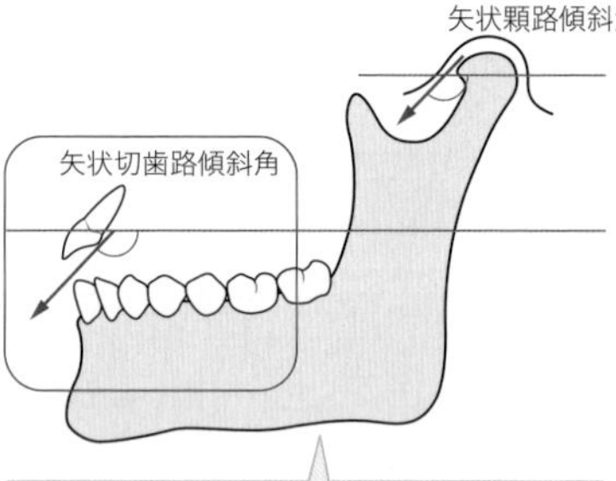


有歯顎者：矢状切歯路傾斜角≧矢状顆路傾斜角
無歯顎者：矢状切歯路傾斜角＜矢状顆路傾斜角

# Ⅳ．欠損による病態

## A 歯質欠損による障害

咬合面や隣接面が喪失し，歯の移動や歯間離開が生じ，咬合干渉（早期接触と咬頭干渉）が生じる．

## B 少数歯欠損による障害

歯の欠損を放置することで，歯列の変化，咬合障害，咀嚼障害，顎堤の変化が生じる．

歯質欠損および歯の欠損による主な障害

| | 障害 | 内容 |
|---|---|---|
| 歯質欠損 | 早期接触 | 咬頭嵌合位となる前に一部の歯が接触する． |
| | 咬頭干渉 | 下顎の偏心運動や機能運動時に，運動経路を妨げる咬頭の接触がある． |
| 歯の欠損 | 歯列の変化 | 隣接歯の移動と回転，対合歯の挺出➡咬合接触関係の喪失➡咬合平面の乱れや歯列の乱れ |
| | 咬合障害 | 歯の大きな位置変化が起こり，咬合障害となる． |
| | 咀嚼障害 | 歯列の変化や咬合障害により生じる． |
| | 顎堤の変化 | 抜歯後約 1 か月までは急速に陥没し，6 か月頃から安定する．特にポンティックの設計に関与する． |

## C 主要症候（症状と徴候）

### 1）症状

(1) 歯質欠損による咬合・咀嚼障害の症状

・臼歯部では咬合面齲蝕などで咬合接触を喪失すると咀嚼障害が生じる．また隣接面齲蝕では，食片圧入を自覚する．

・前歯部では審美障害が生じ，崩壊が大きい場合は構音障害が生じることもある．

(2) 少数歯欠損による咬合・咀嚼障害の症状

・臼歯部では,

**短期**：咬合接触の減少→咀嚼障害の自覚

↓　時間経過に伴い隣接歯の移動→食片圧入の自覚

**長期**：咬合位の変化→咀嚼筋，顎関節の違和感，疼痛や運動障害

・前歯部では，短期でも審美障害，構音障害を自覚する．

## 2) 徴候　よくでる

(1) 歯質欠損による咬合・咀嚼障害の徴候

臼歯部では，咬合面や隣接面接触点の喪失→咬合力，咀嚼能率の軽度低下，食片圧入→歯の移動→歯間離開，咬頭干渉，早期接触が生じる．

また，歯の移動，回転，対合歯の挺出が生じることがある．

(2) 少数歯欠損による咬合・咀嚼障害の徴候

臼歯部では，

**短期**：咬合面，隣接面接触点の喪失→咬合力，咀嚼能率の低下

↓

**長期**：歯列，咬合平面の変化→隣接歯や対合歯の移動，傾斜，挺出

↓

欠損部隣接歯に部分的な強い咬合接触→早期接触，咬頭干渉→習慣性開閉口運動や下顎偏心運動時に下顎偏位を認める→咬合性外傷誘発．

咀嚼筋では，触診で圧痛．顎関節は雑音や運動障害

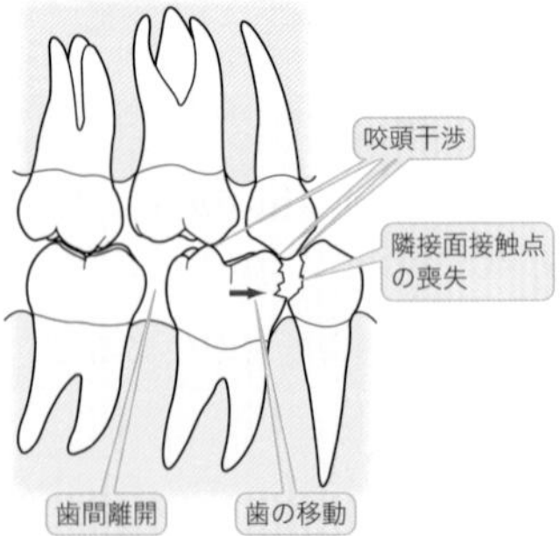

歯質欠損による障害

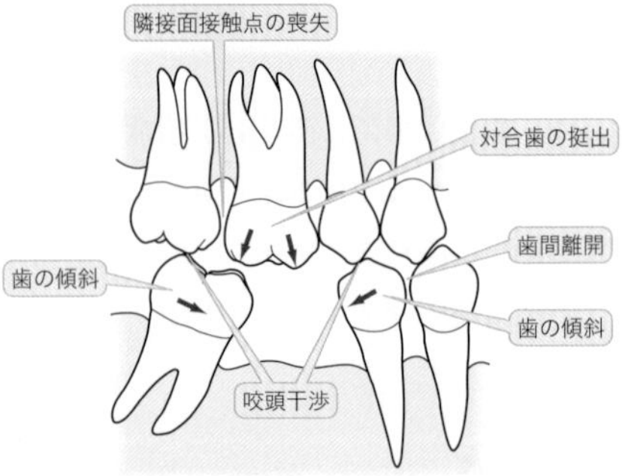

歯の欠損による障害

## V. クラウンブリッジ補綴治療に必要な検査 よくでる

| 検査項目 | 検査の種類 | 内容 |
|---|---|---|
| 口腔検査 | 歯質検査 | 齲蝕などによる歯質欠損の範囲や大きさを把握する． |
| | 歯髄検査 | 歯髄電気診，温度診，麻酔診，切削診などから把握する． |
| | 歯周組織検査 | 歯周ポケットの深さ，付着歯肉の幅，歯の動揺度，根分岐部病変などから把握する． |
| | 歯列検査 | 歯式の記載．咬頭嵌合位での正中のずれ，歯列弓の形態，歯の排列状態，隣接面接触状態，咬合平面の傾きを検査する． |
| | 唾液検査 | 齲蝕と歯周疾患の活動性を検査する． |
| 咬合検査 | 咬合接触検査 | 術前の咬合状態を正確に把握する．<br>方法：①ワックスによる方法，②咬合紙法，③シリコーンゴム検査材による方法，④感圧フィルムによる方法，⑤引き抜き試験 |
| | 誘導様式の検査 | 咬頭嵌合位から各偏心咬合位に至る過程での上下顎歯の接触誘導状態を検査する．<br>方法：①咬合紙，②引き抜き試験，③感圧フィルムなど |
| 機能検査 | 咀嚼能力検査 | 捕食から嚥下に至るまでの能力で定量的に把握する．直接的および間接的検査法がある(→ p.16 参照)<br>方法：①ガムやグミゼリー，②咀嚼能率判定表，③下顎運動や筋活動，咬合力などから把握する． |
| | 下顎運動検査 | 障害があると運動量の制限や運動経路の異常が発現する．<br>検査：①開口量・偏心運動の検査，②下顎運動路の検査 |
| | 筋機能検査 | 咀嚼筋の筋活動を検査する．<br>方法：①筋電図(直接的方法)，②咬合力検査(間接的方法) |
| | 構音機能検査 | 検査：①音声言語による方法として言語明瞭度検査，②パラトグラム |
| | 嚥下機能検査 | スクリーニング検査：①反復唾液嚥下テスト，②水飲みテスト<br>他にエックス線を用いた嚥下造影検査(VF)や嚥下内視鏡検査(VE)による食物動態の検査<br>主観的な評価法：①医療面接，②質問用紙 |
| 模型検査 | 研究用模型検査 | 検査項目：上下顎歯列弓形態，歯冠の形態，歯の植立位置と方向，歯の咬耗，歯冠の実質欠損の有無，歯の欠損状態，歯肉形態，小帯の付着位置と形態，欠損部顎堤の形態 |
| | 咬合器上の作業用模型検査 | フェイスボウトランスファーを行い，調節性咬合器に装着して分析する．<br>検査項目：顎関節と上下顎の三次元的位置関係，前方ならびに側方滑走運動時にガイドする歯・部位，咬合様式，咬頭嵌合位での早期接触の有無・部位，作業側・平衡側での咬頭干渉の有無，前歯部や臼歯部の被蓋関係(唇・頬側面観，舌側面観)，咬合平面の傾斜や彎曲 |
| | 診断用ワックスアップ | 最終補綴装置で修復される歯列や歯冠外形をワックスアップして治療計画を立案する．形成の目安となり，また歯科技工士や患者とのコミュニケーションのツールとしても用いる(→ p.76 参照)． |
| エックス線検査 | デンタルエックス線検査 | 二等分法で根尖部と歯根の状態を確認する．平行法で歯頸部の検査を行う． |
| | パノラマエックス線検査 | 病態とともに，左右側の比較，症状のスクリーニングにも用いる． |
| | 顎関節単純撮影エックス線検査 | 主に経頭蓋投影法(顎関節側斜位経頭蓋撮影法)で，下顎窩，関節突起，下顎頭を観察する． |

## A 咬合接触検査 よくでる

### 1）ワックスによる方法

咬合検査用ワックスを用い，咬合させた際の穿孔部位を咬合接触部位として観察する．

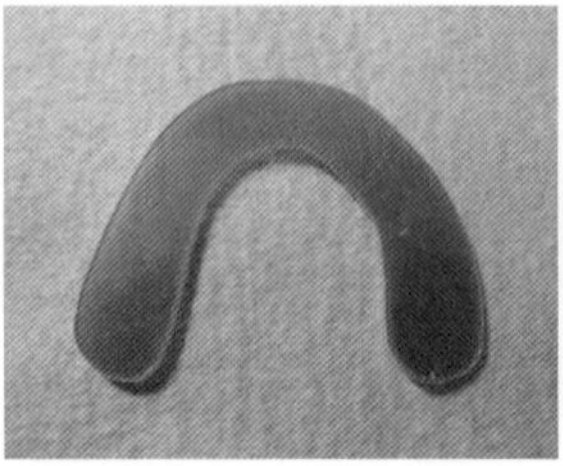
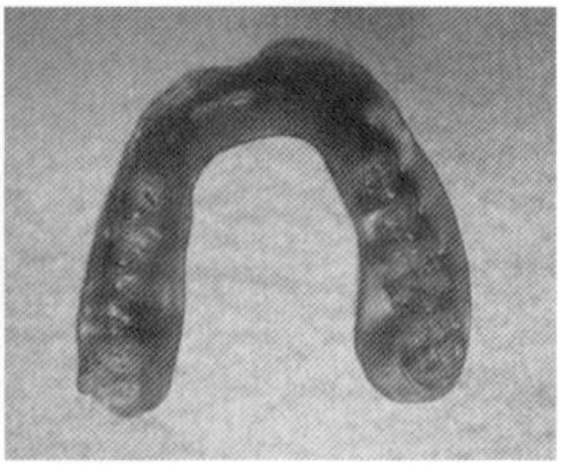

### 2）咬合紙法

・約 30 $\mu$m の厚さの咬合紙を咬ませ，咬合接触部位の着色を観察する．

・咬合紙の色の抜けた部分からも咬合接触状態を観察する．

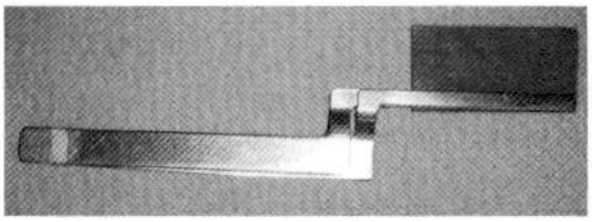
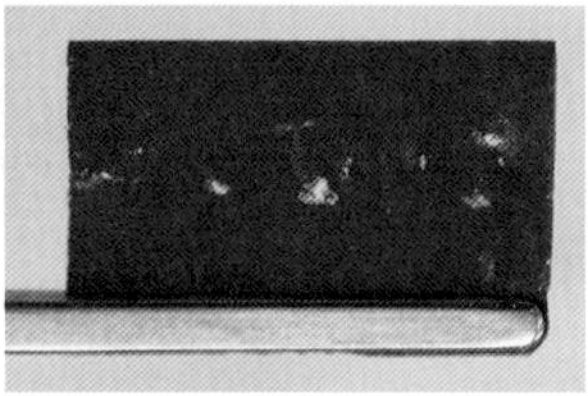

### 3）シリコーンゴム検査材による方法

・シリコーンゴム検査材にて咬合接触部位を記録する（シリコーン・チェックバイト法）．

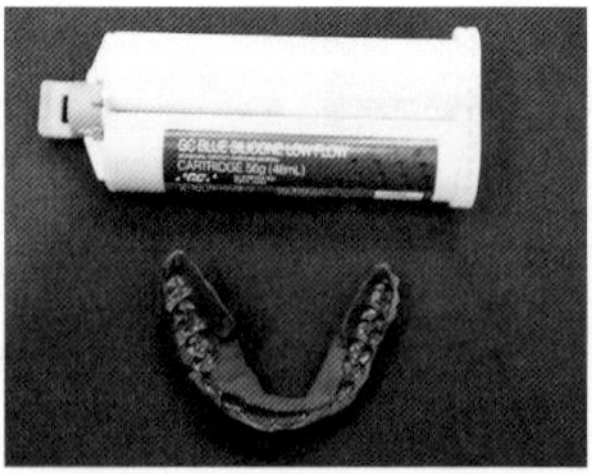

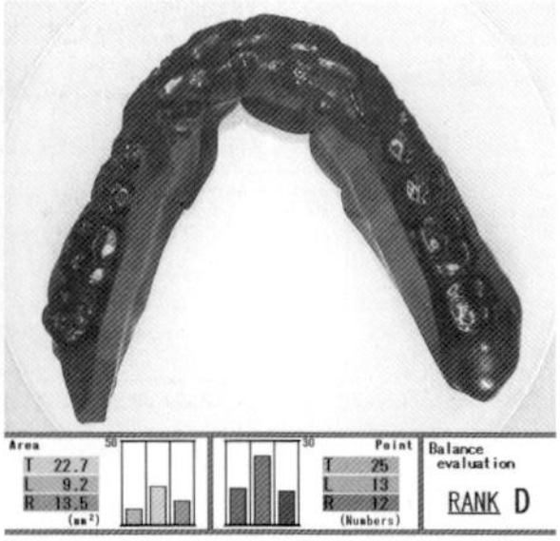

・記録をライトで照らすことで光の透過状態から咬合接触の緊密度も観察できる.
・歯接触分析装置（バイトアイ）では，ブルーシリコーンで採得した記録を撮影することで客観的な可視化ができる.

### 4）感圧フィルムによる方法

・デンタルプレスケールは咬合接触位置，咬合接触力，咬合接触時間をチェアサイドで記録できる電子的咬合接触検査機器で，接触圧の大きさを電気抵抗値から検出するシステムである.
・早期接触の有無，滑走運動時の記録からガイド様式や咬頭干渉の有無を検査する.

デンタルプレスケール

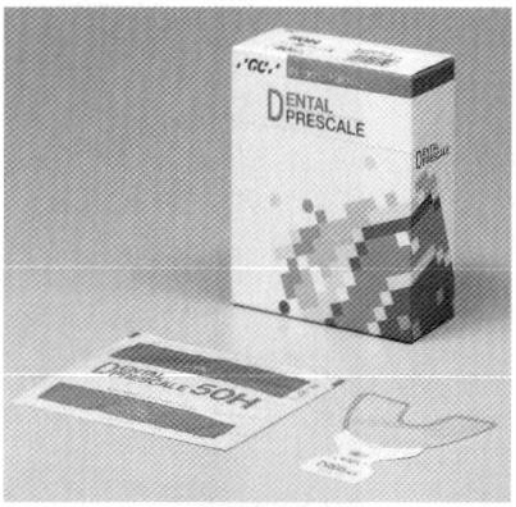


①感圧フィルム

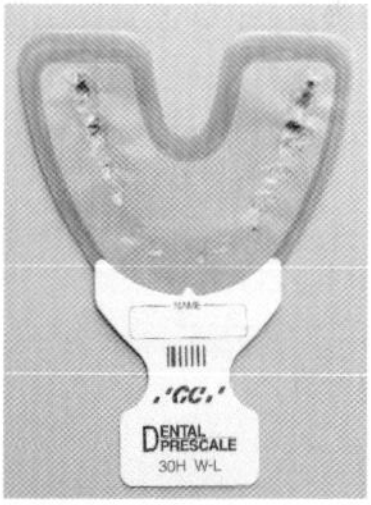


②得られる資料

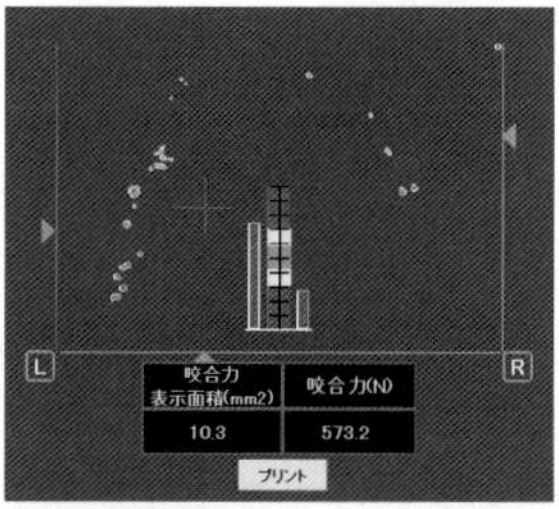


③測定結果

咬合接触状態だけでなく咬合接触面積や咬合力，左右のバランスなどもわかる

### 5）引き抜き試験

・上下顎各歯での咬合接触の強さを検査する.

・咬合紙やより薄いシムストックなどのストリップスを咬ませて引き抜くことで，咬合接触状態を検査する．

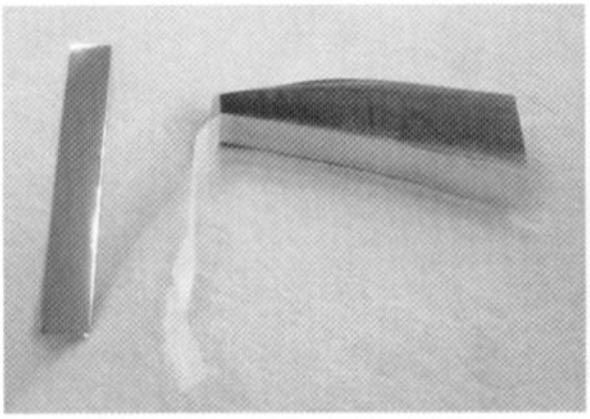
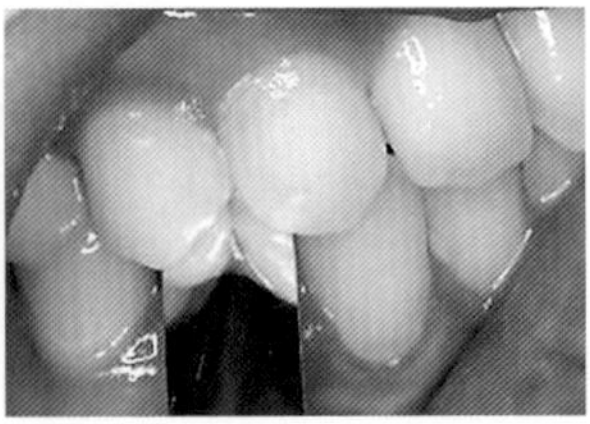

**CHECK!** 咀嚼能力検査

**①直接的検査法**

・咀嚼試料の内容物溶出量から判定（ガム，グミゼリーなど）
・食品の咬合状態から判定（ガム）
・咀嚼能率判定表から判定

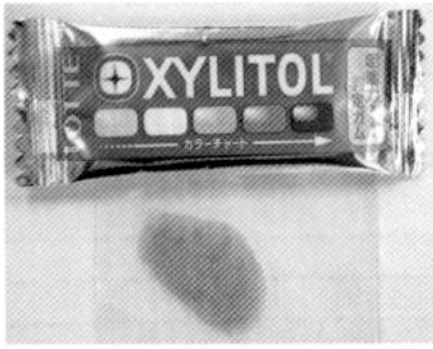


咀嚼能率判定用のガム

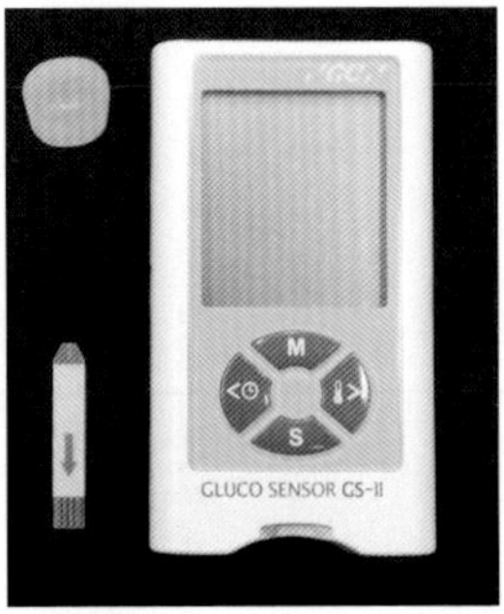


グミゼリーによる咀嚼能率判定器

**②間接的検査法**

・咀嚼時の下顎運動より判定：経路，リズム，速度より判定
・咀嚼時の筋活動より判定：筋電図より判定（リズムをみる）
・咬合接触状態より判定
・咬合力より判定：最大咬合力などを測定（感圧フィルム，オクルーザルフォースメーターなど）

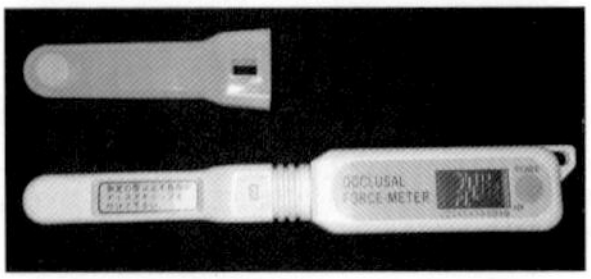


オクルーザルフォースメーター
（咬合力測定器）

## Ⅵ. クラウンブリッジの要件 よくでる

以下がクラウンブリッジに付与する要件となる.

| 要件 | 項目 | 臨床的注意点 |
|---|---|---|
| 生物学的要件 | 支台歯の歯質に対して | 形成面を確実に被覆する．特にマージン部の辺縁封鎖性が重要である. |
| | 歯髄に対して | 歯髄刺激を避け保護する．形成から補綴装置装着まで常に配慮する必要がある. |
| | 歯周組織に対して | 不適切な軸面形態や辺縁部不適合を防ぎ，隣接面接触関係を保つ．また咬合接触にも注意が必要である. |
| | 舌，口唇，頬粘膜に対して | 咀嚼，発音時に為害作用を及ぼさない形態と表面性状を付与する．また，下顎運動の際に誤咬を引き起こさない形態を付与する. |
| | 筋，顎関節に対して | 咬合の不調和は筋や顎関節の障害になるため，調和した咬合面形態と接触関係を付与する. |
| | 感覚に対して | 味覚・触覚などの感覚は，機能の発揮に重要であるため，感覚受容器に障害を与えない形態とする. |
| | 自浄性，清掃性 | 食物の滞留やプラークの生成・付着を抑制し，自浄性と清掃性に優れる形態を付与する(特にポンティック形態や連結部). |
| 機能的要件 | 咀嚼機能の回復・維持 | 上下顎臼歯部の咬合接触では，機能咬頭を固有咬合面内に設定し，咬合力を歯軸と平行にする．また，バランスのよい咬合接触(ABC コンタクト → p.9 参照など)を付与する. |
| | 発音機能の回復・維持 | |
| 力学的要件 | 安定した保持力 | 機能時に加わる力で離脱しない保持形態や適合，使用材料の強度や合着材の性能などに配慮する. |
| | 強度 | 使用時に繰り返し加わる力に対する強度をもたせるため，使用材料や合着材に配慮する. |
| 審美的要件 | 歯の形態，大きさ，色調<br>歯列，咬合平面，咬合関係<br>顔面形態，年齢，性別，性格 | 審美性はさまざまな要素について，患者の要望を十分に検討し対応する．また，前歯部はプロビジョナルレストレーションで形態の確認を行う. |
| 材料学的要件 | 変形，破損のない材料 | 感覚や軟組織に為害作用がなく，咬合力で変形，摩耗などが生じず，汚れが付着しにくく，腐食，変色などが生じない物理・化学的に安定した材料で，操作に優れることが必要である. |
| | 化学的に安定した材料 | |
| | 毒性，アレルギー性などの生体為害性がない材料 | |

Chapter 2

# 治療計画の立案

**Check Point**

・クラウンの種類と特徴を理解する．
・ブリッジの種類と構成を理解する．
・設計と治療の流れについて理解する．

## Ⅰ．クラウンブリッジ治療の流れ

| 診療室 | 技工室 |
|---|---|
| 1. 検査・診断　エックス線検査，概形印象，各種検査（研究用模型含む） | 1. 研究用模型製作 |
| 2. 支台築造（失活歯） | 2. コア製作（間接法），（プロビジョナルレストレーション） |
| 3. 支台歯形成<br>プロビジョナルレストレーション仮着 | 3.（個人トレー，個歯トレー） |
| 4. 精密印象採得（歯肉圧排）<br>フェイスボウトランスファー<br>咬合採得（チェックバイト）<br>シェードテイキング | 4.（咬合床）<br>作業用模型製作<br>咬合器装着，調整<br>ワックスアップ<br>埋没<br>鋳造（前装処理）<br>研磨 |
| 5. 試適，調整<br>研磨<br>合着 | |
| 6. 予後管理 | |

# Ⅱ．クラウンの種類と特徴

## A 全部被覆冠と部分被覆冠の特徴

| | 全部被覆冠 | 部分被覆冠 |
|---|---|---|
| | 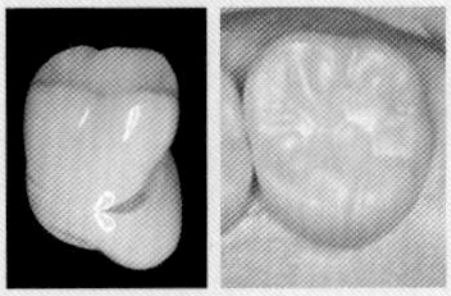 | 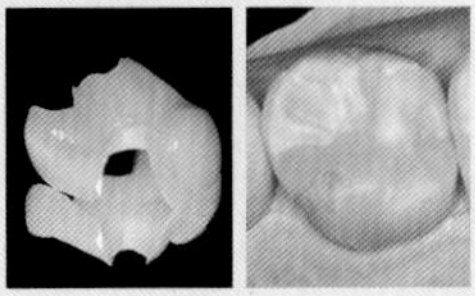 |
| 齲蝕（感受性，二次齲蝕） | 抵抗性高い | 抵抗性低い |
| 切削量 | 大 | 小 |
| 維持力 | 大 | 小 |
| 歯髄への影響 | 大 | 小 |
| 審美性 | × | ○ |
| 口腔衛生状態 | 不良でもある程度可能 | よい場合に適応 |
| 適応 | 限定は少ない（失活歯，生活歯両方）<br>単冠，連結冠，ブリッジ | 限定される（主に生活歯）<br>主にブリッジや連結冠 |

# B 各種歯冠補綴装置の特徴

| 種類 | 名称 | | 適応部位 | 生活／失活歯 | 単冠 | ブリッジ／連結 | 審美性 | マージン | 材料 |
|---|---|---|---|---|---|---|---|---|---|
| 全部被覆冠 | 全部金属冠 | | 臼歯 | 生活歯<br>失活歯 | ○ | ○ | × | シャンファー，<br>ナイフエッジ | 金属 |
| | 前装冠 | レジン前装冠 | 前歯<br>臼歯 | 生活歯<br>失活歯 | ○ | ○ | ○ | 唇側：ヘビーシャンファー，ショルダー<br>舌側：ナイフエッジ，シャンファー | 金属+レジン(ハイブリッドレジン) |
| | | 陶材焼付冠 | 前歯<br>臼歯 | 生活歯<br>失活歯 | ○ | ○ | ◎ | 唇側：ヘビーシャンファー，ショルダー<br>舌側：シャンファー，ナイフエッジ | 金属+<br>セラミックス |
| | ジャケットクラウン | ハイブリッド型コンポジットレジンクラウン | 前歯<br>臼歯 | 生活歯<br>失活歯 | ○ | △*1 | ○ | ヘビーシャンファー*5，<br>ショルダー | レジン(ハイブリッド型コンポジットレジン) |
| | | オールセラミッククラウン | 前歯<br>臼歯 | 生活歯<br>失活歯 | ○ | △*2 | ◎ | ヘビーシャンファー*5，<br>ショルダー | セラミックス |
| 部分被覆冠(金属の場合)*3 | ピンレッジ | | 前歯 | 生活歯 | △ | ○ | ○ | ナイフエッジ，<br>シャンファー | 金属 |
| | 3/4 クラウン | | 前歯 | 生活歯 | ○ | ○ | △ | ナイフエッジ，<br>シャンファー，<br>ヘビーシャンファー*5 | 金属，レジン，<br>セラミックス |
| | 4/5 クラウン | | 臼歯 | 主に<br>生活歯 | ○ | ○ | △ | ナイフエッジ，<br>シャンファー，<br>ヘビーシャンファー*5 | 金属，レジン，<br>セラミック |
| | 7/8 クラウン | | 臼歯 | 主に<br>生活歯 | ○ | ○ | △ | ナイフエッジ，<br>シャンファー，<br>ヘビーシャンファー*5 | 金属，レジン，<br>セラミック |
| | アンレー | | 臼歯 | 生活歯<br>失活歯 | ○ | ○ | × | ナイフエッジ，<br>シャンファー，<br>ヘビーシャンファー*5 | 金属，レジン，<br>セラミック |
| | プロキシマルハーフクラウン | | 臼歯 | 主に<br>生活歯 | ○ | ○ | × | ナイフエッジ，<br>シャンファー，<br>ヘビーシャンファー*5 | 金属，レジン，<br>セラミック |
| | ラミネートベニア | | 前歯 | 主に<br>生活歯 | ○ | × | ◎ | シャンファー，<br>ヘビーシャンファー | セラミック |
| | ポストインレー | | 前歯 | 失活歯 | △ | △*4 | ○ | 唇側：ヘビーシャンファー，ショルダー<br>舌側：ナイフエッジ，シャンファー | 金属+レジン |
| | 接着ブリッジの支台装置 | | 前歯<br>臼歯 | 生活歯 | × | ○ | △ | ナイフエッジ，シャンファー | 金属，<br>セラミック |
| ポストクラウン | | | 主に<br>前歯 | 失活歯 | ○ | △*4 | ○ | 唇側：ヘビーシャンファー，ショルダー<br>舌側：ナイフエッジ，シャンファー | 金属+レジン |

*1：高強度コンポジットレジンブリッジ(→ p.38 参照)は適応．
*2：オールセラミッククラウンのブリッジ／連結は，ジルコニア応用時のみ適応．
*3：部分被覆冠は金属の場合を示している．レジン(グラスファイバー補強ハイブリッド型レジン除く)やセラミックス(ジルコニア除く)ではブリッジ／連結は×となり，マージン形態もヘビーシャンファー(ショルダー)となる．審美性については金属の場合を示す．
*4：ポストインレー，ポストクラウンのブリッジ／連結は，ポスト部の平行がとれる場合にのみ適応．
*5：CAD/CAM による製作の場合はヘビーシャンファーとする．

## C 全部被覆冠

| 種類 | 名称 | マージン形態 | 特徴 |
| --- | --- | --- | --- |
| 全部金属冠 | | 全周：シャンファー，ナイフエッジ | 臼歯部に適応．機能咬頭にベベル付与．クリアランスは機能咬頭1.5 mm，非機能咬頭1.0 mm |
| 前装冠 | レジン前装冠 | 唇側：ヘビーシャンファー，ショルダー<br>舌側：シャンファー，ナイフエッジ | 唇側のみレジンで前装．<br>金属とレジンは機械的嵌合力で結合． |
| | 陶材焼付冠 | | 色調がよく前・臼歯部，生・失活歯に適応．ブリッジの支台にも用いられる審美的支台装置．耐摩耗性が高く，大部分を陶材で審美的回復が可能．ただし，金属と陶材の境界部分は対合歯と咬合させない．金属と陶材は酸化膜による化学的結合が主体． |
| ジャケットクラウン | ハイブリッド型コンポジットレジンクラウン | CAD/CAMの場合はヘビーシャンファーとする！<br>全周：ヘビーシャンファー，ショルダー | 色調再現や耐摩耗性などが劣る．<br>審美回復の単冠にのみ使用．<br>（高強度コンポジットレジンブリッジが可能） |
| | オールセラミッククラウン | | 最も審美性に優れる．<br>ジルコニアを用いればブリッジも可能． |

### 1）全部金属冠

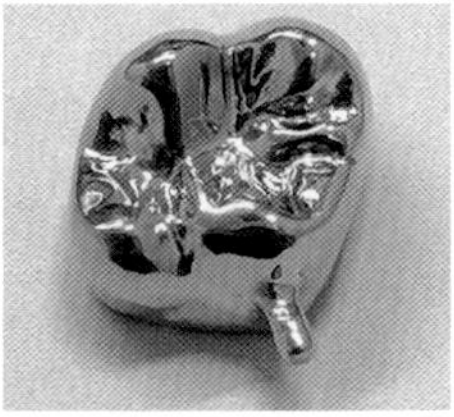

全部金属冠

- 臼歯の全部被覆冠の基本となる歯冠補綴装置である．
- 支台歯全周を金属で被覆する．

**支台歯形態**

- 咬合面：多斜面型＝縮小型（生活歯），逆屋根型（失活歯）
- クリアランス：機能咬頭は1.5 mm（ファンクショナルカスプベベル付与），非機能咬頭は1.0 mm.
- 軸面テーパー：片側 2～5°

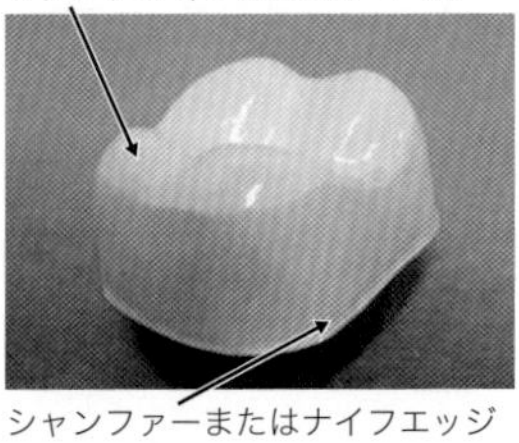

## 2）レジン前装冠

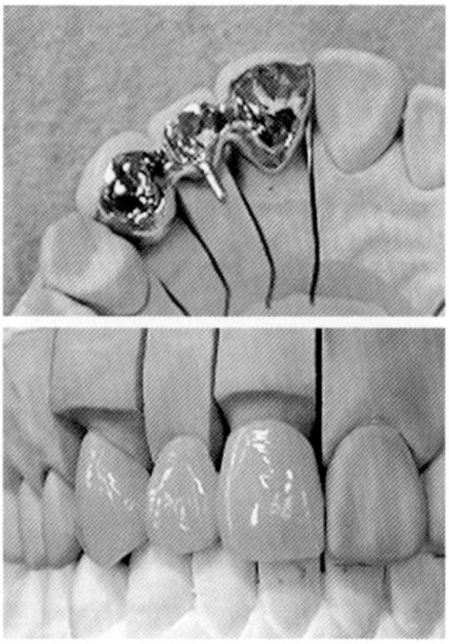
硬質レジン前装冠

・審美的補綴装置の１つで適応は広い.

・しかし，①摩耗しやすい，②色調安定性に劣る，③汚れが付きやすい，④強度に問題がある（前装範囲が限定される）という欠点があるため，対合歯と接触する部分と隣接部は前装範囲に含めない.

➡前歯：切縁舌側部は金属とする.
臼歯：咬合面は金属とする.
隣接面：接触点はレジンのみとしない.

**支台歯形態**

唇面は二面形成

**使用レジン**：硬質レジンやハイブリッド型コンポジットレジン

・オペークレジン：コーピングの金属色を遮蔽

・デンティン色：歯頸部〜歯冠部の歯のボディ色

・エナメル色：切縁などの表面色

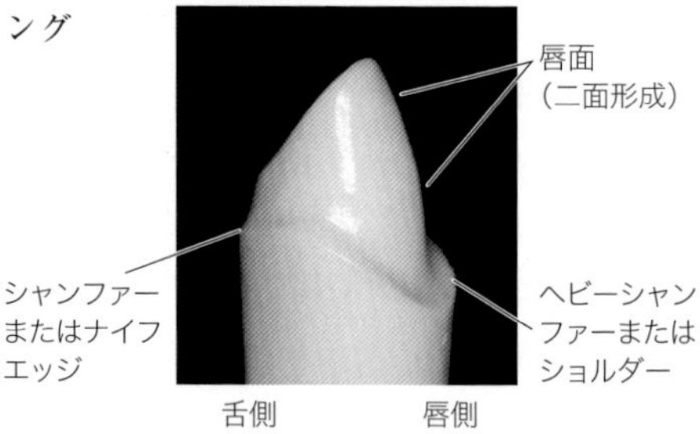


**レジン（オペークレジン）と金属の結合様式**

①機械的維持力（アンダーカット）（主な結合）

リテンションビーズやワックス体のおろし金状形状など

②化学的結合（補助的な結合）

金属接着性プライマーの使用.

### 3）陶材焼付冠

陶材は物性に優れるため，ほぼ表面全体を陶材にでき，適応は広い．ただし，境界部での対合歯との咬合接触は避ける．

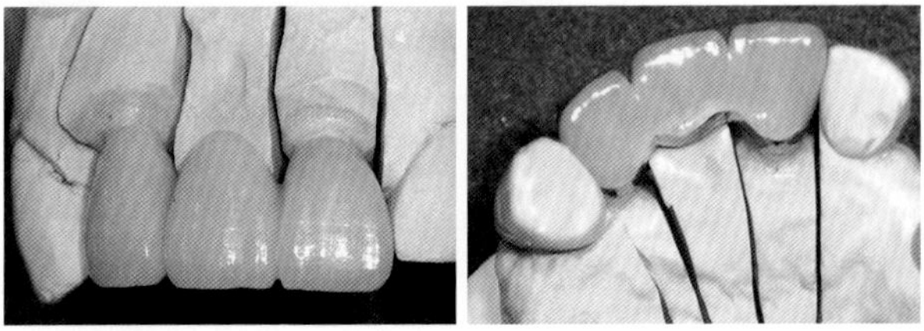

陶材焼付冠

#### 支台歯形態

唇面は二面形成．基本的にレジン前装冠と同様であるが，前装範囲によりヘビーシャンファー（ショルダー）の形成範囲が変わる．

#### 使用陶材

・オペーク色：コーピングの金属色を遮蔽

・デンティン色：歯頸部～歯冠部の歯のボディ色

・エナメル色：切縁などの表面色

#### 金属と陶材との結合

スズ（Sn）やインジウム（In）などの酸化膜による化学的結合が主体．その他，機械的嵌合力，圧縮応力，物理的結合（ファンデルワース力：二次結合）など．

**圧縮応力**

金属と陶材の熱膨張係数から生じ，陶材の結合が強まる．そのため，陶材は金属に比べわずかに小さい熱膨張係数に調整されている．

### 4）ハイブリッド型コンポジットレジンクラウン（レジンジャケットクラウン）

・審美回復に適応.

・単冠であれば，前歯，臼歯ともに適応可能（連結やブリッジは原則不適応）.

・レジンのため物性的欠点がある.

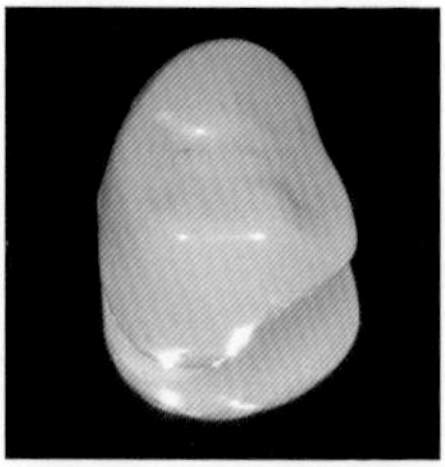

ハイブリッド型コンポジットレジンクラウン

**製作法**

①盛り上げ法：分離材使用による従来法

② CAD/CAM 法

装着時には接着性レジンセメントを用いる.

### 5）オールセラミッククラウン

・最も審美回復に優れる.

・前歯，臼歯ともに使用できる.

・主に単冠が適応であるが，ジルコニアを用いた場合は，連結やブリッジも適応できる.

・セラミックスのため，材料的に安定性に優れるが，脆性のため注意が必要である.

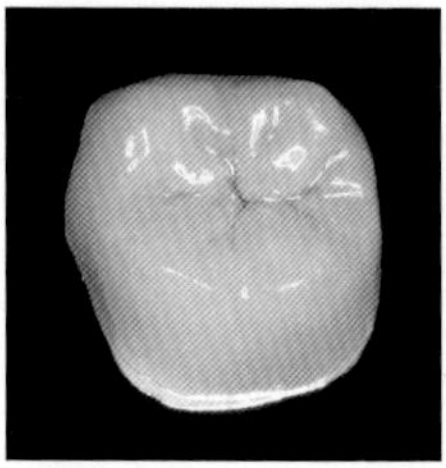

オールセラミッククラウン

**支台歯形成**

フィニッシュライン以外は丸くなだらかに仕上げる. 全周をヘビーシャンファーもしくはラウンドショルダーで仕上げる（CAD/CAM でのクラウンブリッジ治療も同様）.

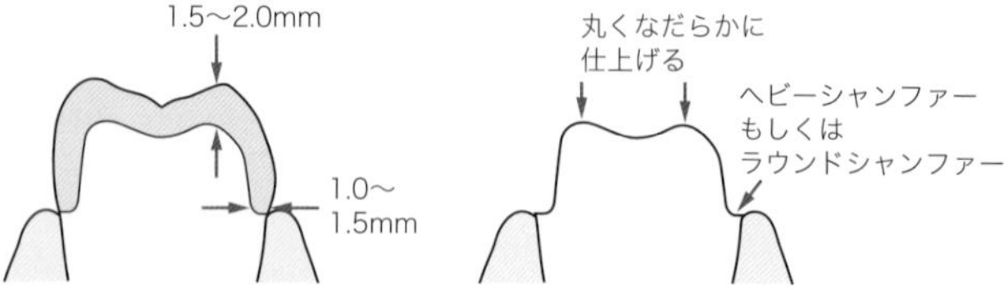

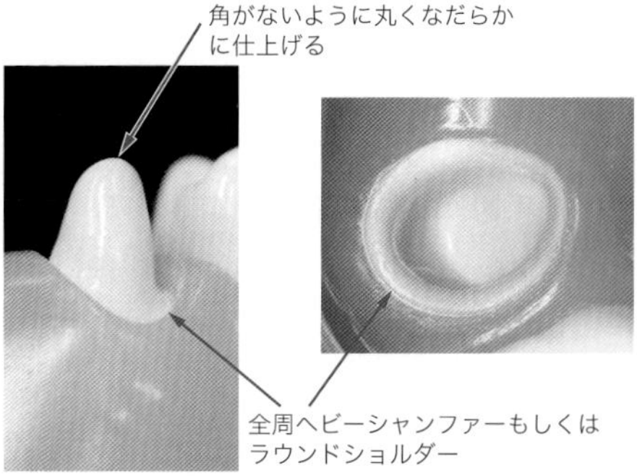


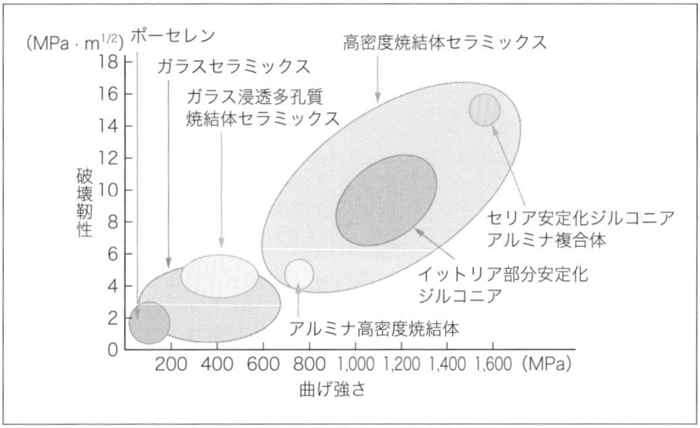


歯科用セラミックスの機械的性質

(三浦ほか, ナノジルコニアを活かしたオールセラミック修復 新たなメタルフリー修復の時代, 2010 より改変)

## 製作法

| 製作法 | 手順 | 特徴 | 結晶 |
|---|---|---|---|
| ①従来法（ポーセレンジャケットクラウン） | 白金やパラジウム箔（マトリックス）の上に陶材を築盛して製作. | 歯型にマトリックスを巻いて製作する.<br>単冠のみ適応. | |
| ②耐火模型を用いる方法 | アルミナスコアを耐火模型で製作し，これに陶材を築盛して製作. | アルミナスコアにガラスを浸潤させて強硬度フレームを製作する.<br>単冠からブリッジまで適応可能. | アルミナ |
| ③ロストワックス法：ワックスアップして鋳造する. | | | |
| a. キャスタブルセラミック | ガラスセラミックスを鋳造した後，結晶化熱処理で強度を上げる. | 形態を付与しやすいが，鋳造後の熱処理が必要で時間がかかる．ステイニングで色調再現するため限度がある.<br>単冠のみ適応. | マイカ |
| b. プレス成形法 | 結晶化ずみのガラスセラミックスをプレス成形して製作. | 結晶化ずみのインゴットを利用するため短時間で製作できる．ステイニング，レイヤリングも可能で色調再現性が高い.<br>単冠から一部ブリッジまで適応可能. | ニケイ酸リチウム（ガラスセラミックス） |
| ④機械切削法：現在一般的な製作法で，短時間で物性の安定したクラウンを製作できる. | | | |
| a. 倣い加工 | 補綴装置の形態をスキャンしつつ，セラミックブロックを切削する. | 補綴装置の形態を再現したものが必要（合い鍵をつくるのと同じ理論）．主に単冠に適応. | リューサイトなど |
| b. CAD/CAM法 | スキャンしたデータを用いてコンピュータ上で設計し，機械で削り出し（ミリング）製作する.<br>クラウン型：ブロックからクラウンを削り出して製作<br>コーピング型：フレームを削り出し，これにセラミックスを築盛する. | 複製がいくつでも同じ精度で得られる.<br>コーピング型はコーピング上に歯冠色セラミックを築盛するため色調再現性が高い.<br>ジルコニアフレームはブリッジも製作可能. | リューサイト，ジルコニア，アルミナ，ニケイ酸リチウムなど |

# D 部分被覆冠

| 種類 | 形態 | 適応など |
|---|---|---|
| **3/4 クラウン** 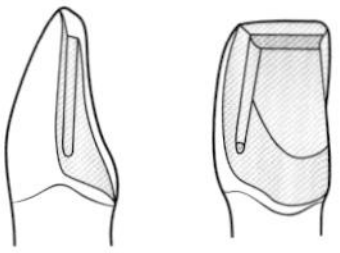 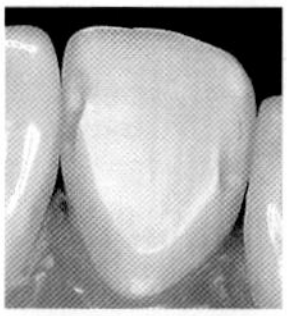 | 前歯の唇側以外を被覆 | ブリッジの支台装置，動揺歯の固定，齲蝕が唇側に及んでいない修復．隣接面の金属色がみえるため審美性はやや悪い． |
| **4/5 クラウン** 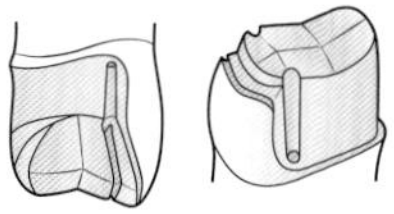 上顎小臼歯　下顎小臼歯 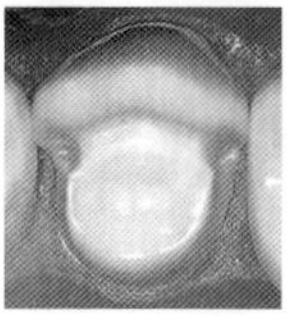 | 臼歯の頬側または舌側以外を被覆 | ブリッジの支台装置，動揺歯の固定，齲蝕が頬側または舌側に及んでいない修復． |
| **7/8 クラウン** 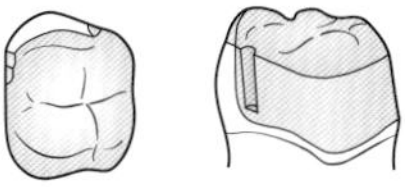 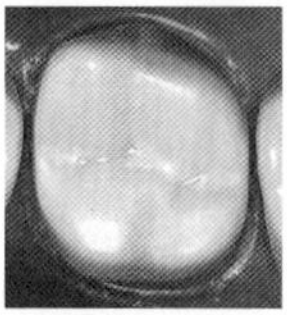 | (上顎)臼歯の近心頬側以外を被覆 | 上顎第二小臼歯，第一大臼歯の中間欠損で，隣接大臼歯が生活歯のブリッジ，動揺歯の固定． |
| **ピンレッジ** 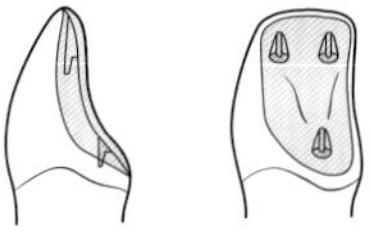 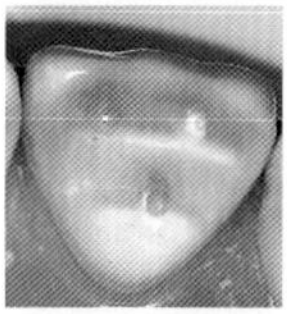 | 前歯の舌側面と隣接面の一部を被覆，舌側面にピンとレッジを付与 | 前歯ブリッジの支台装置，動揺歯の固定など．3/4 クラウンより審美性に優れる．ピン形成で歯髄への影響が起こりやすい． |
| **プロキシマルハーフクラウン** 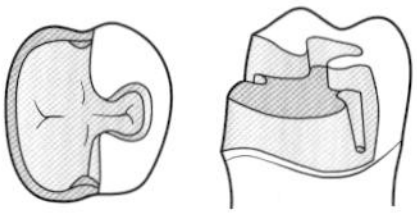 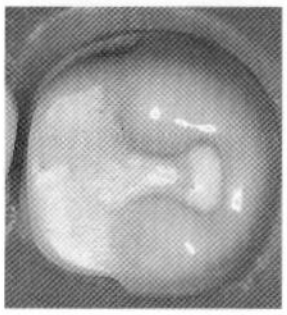 | 大臼歯の近心か遠心の半分を被覆 | 近心または遠心側半分に限局した歯冠崩壊のある生活臼歯，欠損部に隣接した近心・遠心傾斜した生活臼歯を支台とするブリッジの支台装置． |
| **アンレー** 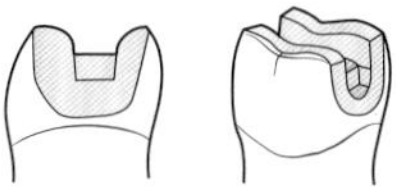 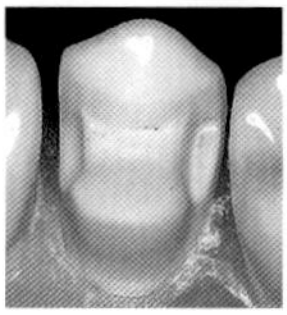 | 臼歯咬合面と隣接面を被覆 | 歯冠崩壊が咬合面および隣接面に限局した臼歯，動揺歯の固定，咬合面形態の改善，ブリッジの支台装置(保持力は全部被覆冠に比べて小さい)． |

| 種類 | 形態 | 適応など |
| --- | --- | --- |
| **ポストインレー** 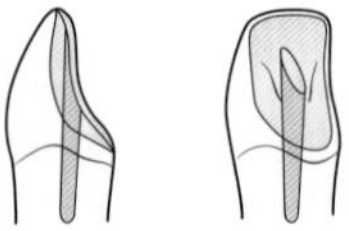 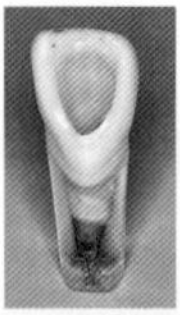 | 根管内にポストを形成 | ブリッジの支台装置（ポストがあり適応は限られる），動揺歯の固定，齲蝕が唇側に及んでいない修復. |
| **ラミネートベニア** 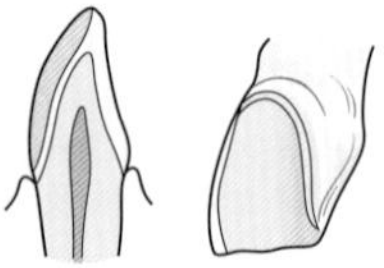 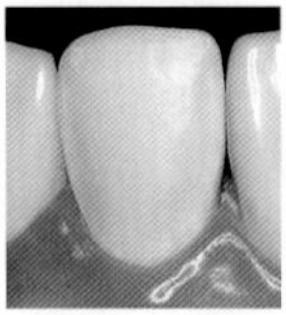 | 唇側エナメル質のみ形成し，接着性レジンセメントで接着する | セラミックスを用いた唇側の審美修復．単冠が適応.<br>製作法：耐火模型上で築盛，CAD/CAM 法 |

## E ポストクラウン（継続歯）

**適応**：主に前歯部の無髄歯

**形態**：歯根部に維持を求め，歯冠全体を補綴する.

**支台歯形態**：残根状となる.

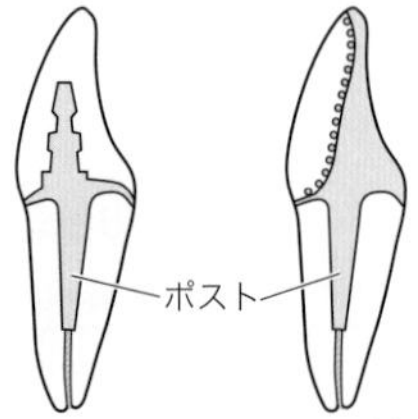


全部レジン冠ポストクラウン　　レジン前装金属裏装ポストクラウン

# Ⅲ．ブリッジの種類と構成

## A ブリッジの構成要素

### 1）支台装置

・全部被覆冠：ただし，ジャケットクラウンは高強度レジンブリッジ，ジルコニア以外不適応

・部分被覆冠（金属とジルコニアの場合）：ただし，ポストインレーは難しい.

### 2）ポンティック

・咬合面形態⇒負担に関与

・基底面形態⇒衛生面と審美面に関与

ブリッジの支台装置

| | | |
|---|---|---|
| 前歯部 | 全部被覆冠 | 前装金属冠 |
| | 一部被覆冠† | 3/4 クラウン，ピンレッジ，ポストインレー†† |
| | ポストクラウン†† | |
| 臼歯部 | 全部被覆冠 | 全部金属冠，前装金属冠 |
| | 一部被覆冠† | 4/5 クラウン，7/8 クラウン，プロキシマルハーフクラウン，アンレー，インレー |

†一部被覆冠は，歯質欠損の少ない有髄歯で，維持が十分に取れる場合
††無髄歯で支台歯の歯根が平行な場合のみ
注 1)オールセラミッククラウンは，ジルコニアの場合のみ前歯，臼歯ともに利用可能
注 2)レジンジャケットクラウンは，第二大臼歯がすべて残存し，咬合が確立している場合のみ，補強用ファイバーを用いて臼歯部に利用可能

### 3）連結部：ポンティック選択にかかわる

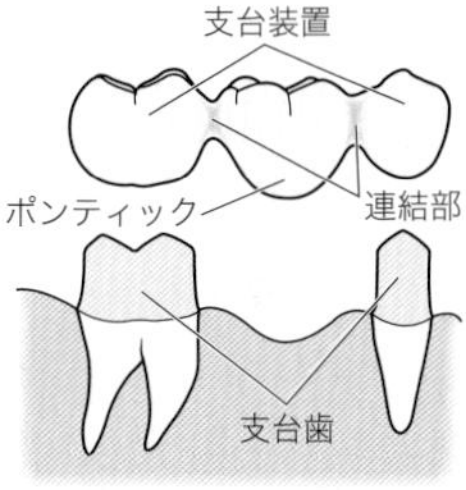


（1）固定性連結：固定性ブリッジに用いる．強度と耐食性に優れる（→ p.32 参照）．

①一塊鋳造法（ワンピースキャスト法）

・歯冠補綴装置を一体としてワックスアップして鋳造する．

・連結部の設計はワックスアップ時に決定する．

・一体成形のため組成が均一で，強度や耐食性に優れる．

・清掃性や審美性から連結部を大きくできない場合に最適である．

・ブリッジの歯数が増えると，使用金属量が増加し，鋳造収縮の補償や変形の防止，鋳造欠陥の回避が困難となる．

➡主に 3 歯までに適応し，4 歯以上の場合は他の方法を選択する．

②ろう付け法（→ p.107 参照）

・主に 4 歯以上の大型ブリッジに用いる．

・支台装置やポンティックを数歯ずつのブロックで別々に製作し，組成の類似した合金（ろう付け用合金）を流し，接合することで，ブリッジの精度を向上させる．

・ろうを流して製作するため金属ブリッジのみに用いる．

（2）半固定性連結：平行性がとれない場合など（→ p.32 参照）

（3）可撤性連結：撤去が必要な場合（→ p.33 参照）

## B ポンティック

### 1）要件

（1）審美的要件

**材料**：色調に関与

**形態**：顎堤粘膜との関係に関与

（2）衛生的要件

**材料**：陶材が最も自浄性が高く，基底面への使用に最適．レジンは基底面には使用しない．

**形態**：顎堤粘膜との関係で自浄性と清掃性を考慮する．

（3）力学的要件

**材料**：咬合力に耐える強度を確保できるもの

（4）感覚的要件

装着感や発音への考慮（基底面を含めた形態）

（5）負担軽減の要件

・頬舌径を小さくし接触面積を小さくする．

・咬頭傾斜を緩くして側方力を軽減する．

・偏心運動時のガイドを複数歯にする．

（6）機能的要件

**形態**：咀嚼や構音機能の回復を可能にする．

**CHECK!** オベイト型ポンティック

前歯部の固定性ブリッジに適応されることが多い！

**利点**：欠損部顎堤に歯根が残っているような形態で，歯間乳頭も温存されるため，特に審美性に優れる．

**欠点**：清掃性に難がある．

基底面はセラミックスとするのが一般的

**方法**：①抜歯とともにプロビジョナルレストレーションにて形態を保全する．
②外科的に顎堤部の形態を整える．

## 2）基底面形態による分類と特徴 よくでる

| 自浄性による分類 | 基底面形態（---抜歯前 —抜歯後） | 自浄性/清掃性 | 審美性 | 装着感 | 適応（部位など） | 特徴 |
|---|---|---|---|---|---|---|
| 完全自浄型 | 離底型 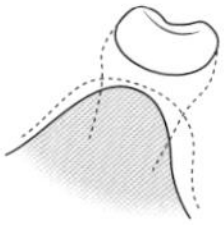 | ◎ | × | × | 下顎臼歯 | 基底面が完全に顎堤から離れる. |
| 半自浄型 | 船底型 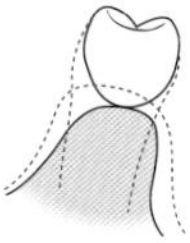 | ○ | △ | △ | 下顎 | 基底面は顎堤に点または線状に接する. |
| | 偏側型 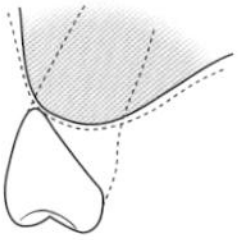 | ○ | ◎ | △ | 全顎 | 基底面が顎堤の唇・頬側で線状に接する. |
| | リッジラップ型 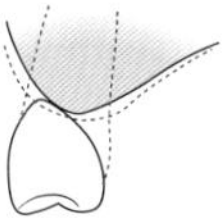 | △ | ◎ | ○ | 主に上顎 | 基底面が顎堤の唇・頬側で歯槽頂まで接する. |
| 非自浄型 | 鞍状型 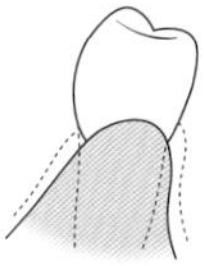 | ×× | ◎ | ◎ | 可撤性ブリッジ | 基底面が顎堤の唇・頬側〜舌側まで鞍状に全体が接する. |
| | 有床型 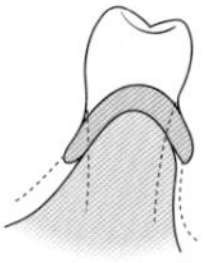 | ×× | ○ | ○ | 可撤性ブリッジ | 基底面に付与された床が欠損顎堤を広く覆い，形態を回復する. |
| | オベイト型 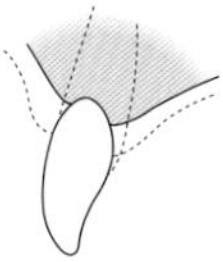 | × | ◎ | ◎ | 前歯 | 基底面が顎堤に付与された陥没部に入る⇒歯根部から立ち上がったような自然な形態となり，歯間乳頭の保護にも役立つ. |

## C ブリッジの種類

<table>
<tr><th colspan="2">構造による種類</th><th>支台歯の平行性</th><th>装着後の着脱</th><th>適応および特徴</th></tr>
<tr><td>固定性ブリッジ</td><td>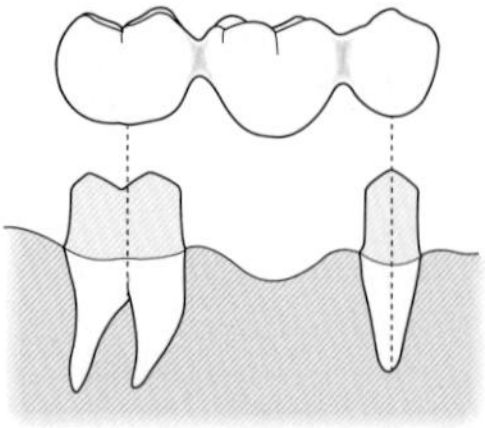</td><td>必要</td><td>不可</td><td>・一般的なブリッジ<br>・ワンピースキャスト法とろう付け法がある．</td></tr>
<tr><td>よくでる<br>半固定性ブリッジ</td><td>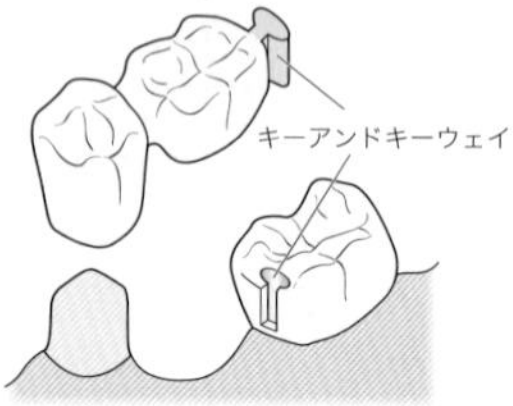<br>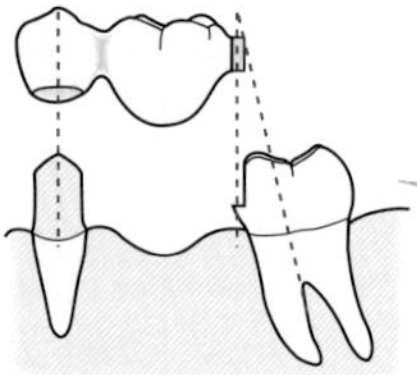<br>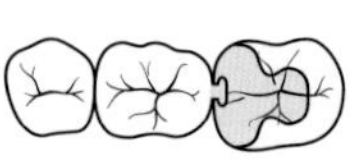<br>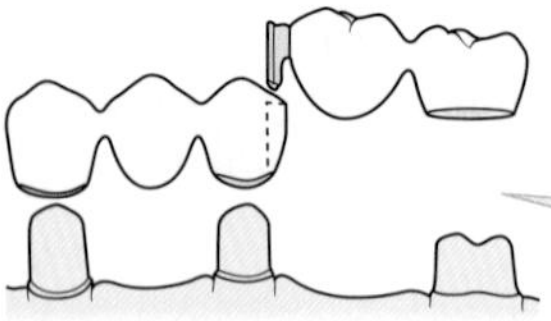</td><td>不要</td><td>不可</td><td>・保持力の差がある場合，動揺度に差がある場合：キーアンドキーウェイ部で緩衝される．<br>・中間支台歯がある場合：中間支台歯によりテコの動きが起こるため，キーアンドキーウェイで緩衝する．</td></tr>
</table>

| 構造による種類 | | 支台歯の平行性 | 装着後の着脱 | 適応および特徴 |
|---|---|---|---|---|
| 可撤性ブリッジ | 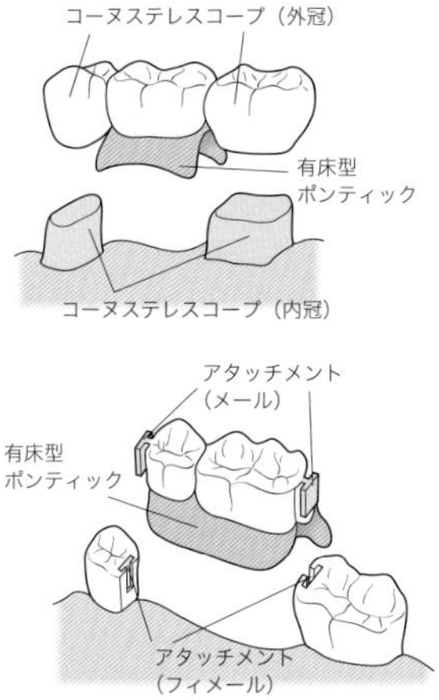 | 不要 | 可 | ・欠損部顎堤の吸収が著しい場合<br>・清掃が難しい場合<br>・部分床義歯では審美性に問題がある場合<br>・有床型，鞍状型ポンティックに適応<br>・コーヌステレスコープ，アタッチメントを用いる |

## D ブリッジの設計

7つの要件を考える

### 1）支台歯の負担能力

支台歯歯根の表面積に比例する．

### 2）欠損歯数と支台歯数

欠損歯数や状態に合わせた支台歯選択が重要である．また，必要に応じて連結も検討する．

バランスが大切！

### 3）支台装置の選択

切削量や保持力，強度などから検討する．部分被覆冠は維持力などの面から注意が必要である．

### 4）咬合と咬合圧負担

特にポンティックの負担を軽減する．

⇒頬舌径を小さくし接触面積を小さくする．

⇒咬頭傾斜は緩くして側方圧を軽減する．

### 5）支台歯の傾斜状態

傾斜角が大きい場合は，前処置や設計で対応する．

①支台築造で改善する（ただし生活歯の場合は抜髄が必要）．

② MTM で修正（整直）する（→ p.47 参照）．

③半固定性ブリッジや可撤性ブリッジの設計で対応する．

### 6）ポンティックの基底面形態（→ p.31 参照）

### 7）連結部の設計

**CHECK!**　支台歯の平行性が得られない場合の対応法

●装置での対応

・傾斜の著しい支台歯に部分被覆冠（プロキシマルハーフクラウンなど）を用いる．

・半固定性ブリッジを用いる．

・可撤性ブリッジを用いる．

●前処置を行う

・矯正治療〔アップライティング（整直）→ p.46 参照〕を行う．

・便宜抜髄して支台築造で平行性を確保する．

## CHECK! ブリッジの適否の判定

$r=R-(F+FS)$ 公式！

r：ブリッジの抵抗（0 以上で適応）
R：支台歯の抵抗の総和
F：ポンティック部の疲労の総和
FS：補足疲労の総和

| 上顎歯の指数 | 2 | 1 | 5 | 4 | 4 | 6 | 6 | 4 |
|---|---|---|---|---|---|---|---|---|
| 歯種 | 1 | 2 | 3 | 4 | 5 | 6 | 7 | 8 |
| 下顎歯の指数 | 1 | 1 | 5 | 4 | 4 | 6 | 6 | 4 |

前歯を含む 2 歯以上の欠損に対しては，補足疲労（FS）として，一番近い支台歯から 1 歯目は 1 を，2 歯目は 2 を加える．

**例題**

以下のブリッジは適応可能か？

1. |④5⑥

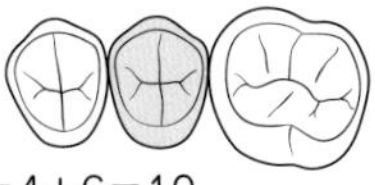

支台歯　$R=4+6=10$
ポンティック部　$F+FS=4+0=4$
$r=10-4=6>0$ なので，適応可能

FS は 2 歯以上の連続欠損の際に使用するので，ここでは 0

2. ③②1|12③

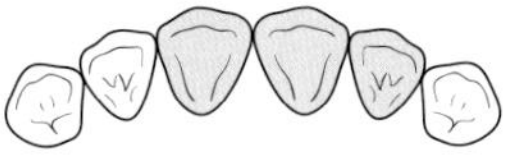

支台歯　$R=5+1+5=11$
ポンティック部　$F=2+2+1=5$
$FS=1+2+1=4$
$F+FS=5+4=9$
$r=11-9=2>0$ なので，適応可能

2 歯以上の連続欠損なので FS を加える

3. ③21|12③

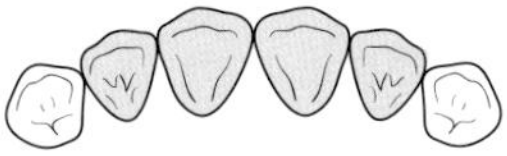

支台歯　$R=5+5=10$
ポンティック部　$F=1+2+2+1=6$
$FS=1+2+2+1=6$
$F+FS=12$
$r=10-12=-2<0$ なので，適応不可

2 歯以上の連続欠損なので FS を加える

答．1.○　2.○　3.×

## E 接着ブリッジ

接着ブリッジの利点と欠点　よくでる

| 利点 | 欠点 |
|---|---|
| 1. 歯質切削量が少ない<br>⇒形成時の麻酔が不要<br>2. 咬合採得が容易(咬合接触が保たれる)<br>3. 印象採得が容易(フィニッシュラインを歯肉縁上 1 mm 以上に設定するため歯肉圧排が不要)<br>つまり，負担が少なく治療時間や回数が少なくてすむ<br>4. 二次齲蝕が起こりにくい<br>切削がエナメル質に限局しているため，齲蝕が起こりにくく，脱離しても再装着できる可能性が高い | 1. 脱離しやすい<br>対応：①支台装置のデザインの改良<br>②金属被着面処理の改良<br>③接着性レジンの開発改良<br>2. 審美性の問題<br>・隣接部にわずかに金属がみえる<br>・支台歯舌側面は金属で被覆されるので，支台歯が暗く変色してみえる<br>対応：①支台装置のデザインの変更<br>②審美色の接着性レジンの使用<br>③セラミックスによるブリッジの製作 |

### 適応

1～2 歯欠損で，支台歯の骨植が良好かつ健全エナメル質がある症例

### 支台歯形態

・エナメル質内で形成する．

・フィニッシュラインは歯肉縁上 1 mm 以上とする（オーバーカントゥアの防止）．

・力のコントロールのための形態を付与する．

⇒支持：レスト，抵抗：グルーブ

・審美性を損ねない範囲で広くする（接着面積の確保）．

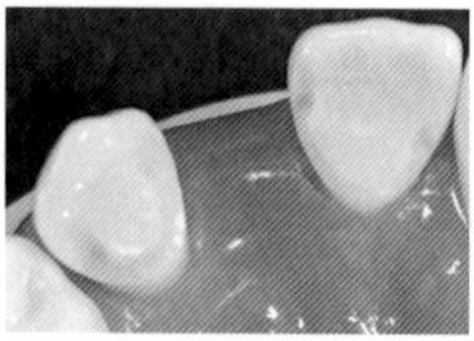

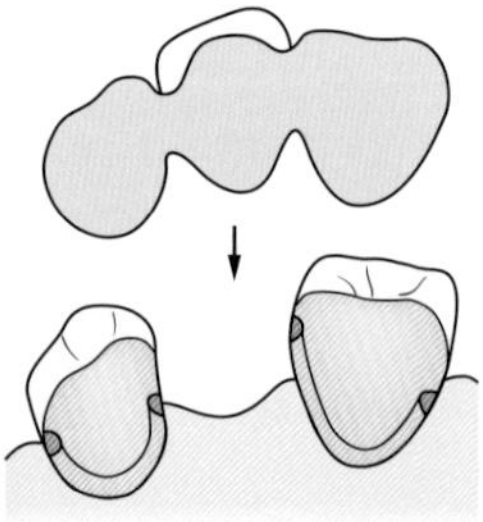

## CHECK! 接着ブリッジの支台歯形態

### 1. 前歯部

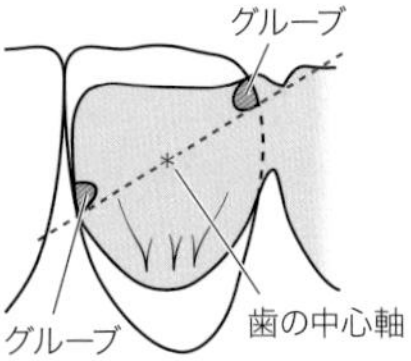


・舌側と両隣接面をわずかに覆う形態（三面構造）.
・グルーブを両隣接部に付与するとよい.
・咬合力を受け止めるために基底結節にレストを付与することがある.

### 2. 臼歯部

（1）L 字型

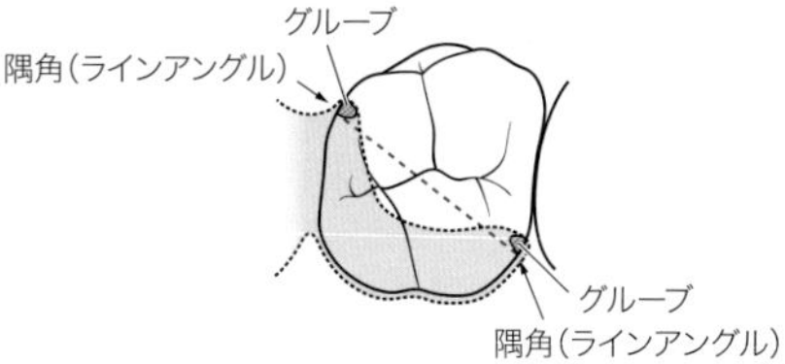


・欠損側～舌側～非欠損側の一部を含める形態で 3 隅角を抱え込む.
・咬合面にレストを付与することがある.
・グルーブは隅角（ラインアングル）を越えた両側隣接部に付与する.

（2）D 字型

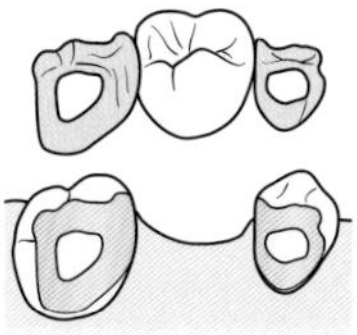

・インレーなどで修復された支台歯に適応する（このためエナメル質内に形成する原則から外れる）.
・咬頭を残した D の形態となる.

## F 高強度コンポジットレジンブリッジ

CAD/CAM 法ではつくらない！



### 1）保険適応症例

・上下顎両側第二大臼歯まで残存している臼歯部中間 1 歯欠損．第二小臼歯欠損で第一小臼歯と第一大臼歯を支台歯とする症例

・金属アレルギーの場合は，第一大臼歯が欠損で第二小臼歯と第二大臼歯を支台歯とするものも可能．

### 2）支台歯形成

・オールセラミッククラウン，CAD/CAM 冠と同じであるが（→ p.24 参照），クリアランス量と平行性確保がポイント．

・クリアランスは 1.5〜2.0 mm 以上確保する．可能であればグラスファイバーフレーム用のクリアランスを追加で形成する．

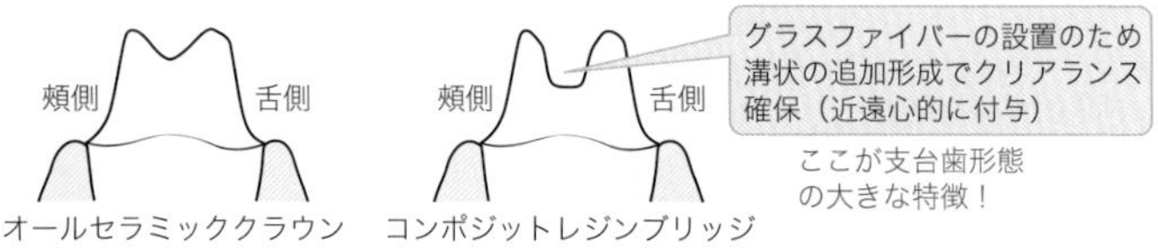


### 3）製作のポイント

・ファイバーネットとグラスファイバーフレームを高強度コンポジットレジン築盛時に使用する．

①作業用模型にファイバーネット（フィニッシュラインより 0.5 mm 短く）を設置し，メインフレームとなるグラスファイバーの長さを調整し（支台歯の窪みに設置），圧接後，光照射する．

②高強度コンポジットレジンを築盛して形態を完成し，光重合・熱重合で最終重合し，完成する．

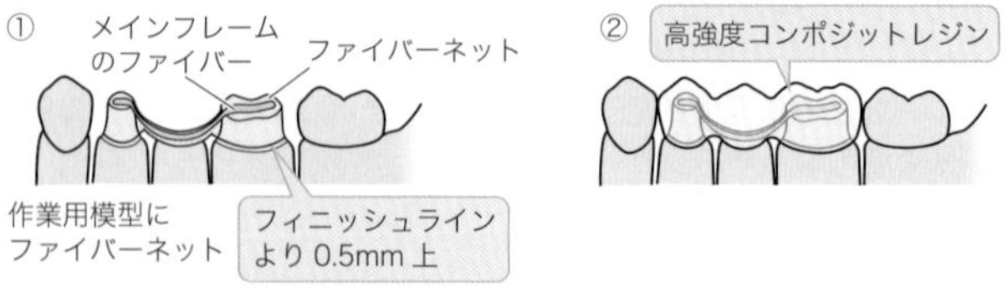


### 4）装着

通常のハイブリッド型コンポジットレジンクラウン（レジンジャケットクラウン）と同様（→ p.81，82 参照）

# Ⅳ．クラウンブリッジ補綴治療の流れ

## A 全部金属冠

| 診療室 | 技工室 |
|---|---|
| 1. 検査・診断　エックス線検査，概形印象 | |
| | 2. 研究用模型製作と検査 |
| 3. 支台築造（失活歯の場合） | |
| | 4. コア製作（間接法），（プロビジョナルレストレーション製作） |
| 5. 支台歯形成<br>プロビジョナルレストレーション装着 | 5. （個人トレー，個歯トレー製作） |
| 6. 精密印象採得<br>咬合採得<br>（フェイスボウ，チェックバイト） | 6. （咬合床） |
| | 7. 作業用模型製作<br>咬合器装着，調整<br>ワックスアップ<br>埋没（石膏系埋没材）<br>鋳造<br>研磨 |
| 8. 試適，調整，研磨<br>装着（仮着）<br>9. 術後管理 | |

CAD/CAM での製作もある（→ p.44 参照）.

## B レジン前装冠

| 診療室 | 技工室 |
|---|---|
| 1. 検査・診断　エックス線検査，概形印象 | |
| | 2. 研究用模型製作と検査 |
| 3. 支台歯形成<br>プロビジョナルレストレーション装着<br>印象採得<br>咬合採得<br>シェード採得 | |
| | 4. 作業用模型製作<br>咬合器装着，調整<br>ワックスアップ<br>窓開け（カットバック）処理<br>リテンションビーズ付与<br>埋没（石膏系埋没材）<br>鋳造 |
| | 5. 金属接着性プライマー塗布<br>レジン築盛と光重合（仮重合）<br>オペークレジン→デンティン→エナメル<br>（必要に応じ，サービカルやインサイザル） |
| | 6. 咬合調整，形態修正 |
| | 7. 本重合，研磨・完成 |
| 8. 試適，調整，研磨<br>装着（仮着）<br>9. 術後管理 | |

## C 陶材焼付冠

| 診療室 | 技工室 |
|---|---|
| 1. 検査・診断　エックス線検査，概形印象 | |
| | 2. 研究用模型製作と検査 |
| 3. 支台歯形成<br>プロビジョナルレストレーション装着<br>印象採得<br>咬合採得<br>シェード採得 | |
| | 4. 作業用模型製作<br>咬合器装着，調整<br>ワックスアップ<br>窓開け(カットバック)処理<br>埋没(リン酸塩系埋没材)<br>鋳造(1,100～1,350℃)<br>5. 55%フッ化水素酸処理 |
| 6. 試適(コーピング) | |
| | 7. ディギャッシング<br>(真空：1,000～1,050℃)<br>（前ろう付けはここで行う）<br>8. 陶材の築盛・コンデンスと焼成(真空：900～1,000℃)<br>オペーク，サービカル，デンティン，エナメル，トランスルーセント<br>9. 形態修正 |
| 10. 試適(色調と形態確認) | |
| | 11. ステイニング，グレージング<br>(大気中：900～950℃)<br>12. 形態修正，完成<br>（後ろう付けはここで行う） |
| 13. 試適，調整<br>装着<br>14. 術後管理 | |

**CHECK!** 窓開け（カットバック）

**①レジン前装冠**

切縁舌側と隣接面接触部は残っており，窓開けされた前面にリテンションビーズが付与されている．

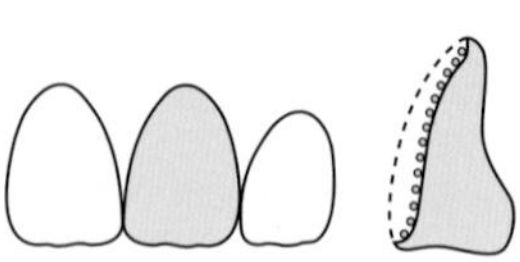

**②陶材焼付冠**

切縁，隣接面接触部などほとんどすべてが窓開けされている（前装はなるべく均一な厚みとする）．

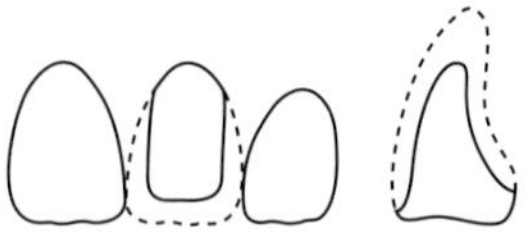

## コラム：陶材焼付冠に特有の用語とその方法・目的を知ろう！

### 1. フッ化水素酸処理

**方法**：55%フッ化水素酸溶液中に浸漬する．

（毒性の強い溶液であるため チェアサイドでの使用は禁忌！）

**目的**：陶材焼付中の気泡を防止する．
鋳造体表面の埋没材や研磨剤などの不純物を除去する．

（現在ではラボサイドでも 使用しないことが多い）

### 2. ディギャッシング

**方法**：陶材焼成温度よりやや高い 1,000～1,050℃で減圧下に係留する（特に貴金属）．

**目的**：金属表面にスズ，インジウム，鉄などを析出させ，陶材と結合する酸化膜を形成する．（主目的！）
金属溶解時に吸収したガス（酸素，窒素，水素）を除去する．
金属体の歪み解放と汚れの除去．

### 3. コンデンス

**方法**：築盛後の陶材の粒子間にある空隙を減少させる．スパチュラ法，振動法，ブラッシュ法などがある．

**目的**：陶材の収縮を改善させる（水分除去による）．
⇒適合性向上，破折防止，透明感向上．

### 4. グレージング（つや焼き）

**方法**：大気中で 900～950℃加熱，焼成する．専用パウダー（グレージングパウダー）を用いる方法と必要としない方法（セルフグレージング）がある．

**目的**：滑沢で光沢のある面に仕上げる．

### 5. ステイニング

**方法**：顔料を含有したグレージングパウダーであるステイン材を用いる．

**目的**：微妙な色調を修正する．

## D ハイブリッド型コンポジットレジンクラウン(レジンジャケットクラウン)(従来法)

| 診療室 | 技工室 |
|---|---|
| 1. 検査・診断　エックス線検査，概形印象 | |
| | 2. 研究用模型製作と検査 |
| 3. 支台歯形成<br>プロビジョナルレストレーション装着<br>印象採得<br>咬合採得<br>シェード採得 | |
| | 4. 作業用模型製作 |
| | 5. 咬合器装着，調整<br>歯型調整<br>(ダイスペーサー，レジン分離材塗布) |
| | 6. レジン築盛と光重合(仮重合)<br>オペークレジン→デンティン→エナメル(必要に応じ，サービカルやインサイザル) |
| | 7. 咬合調整，形態修正 |
| | 8. 本重合，研磨<br>完成 |
| 9. 試適，調整，研磨<br>装着 | |
| 10. 術後管理 | |

CAD/CAM での製作もある(→ p.44 参照).

### コラム：ダイハードナーとダイスペーサー

**1. ダイハードナー**

石膏模型（歯型）に塗布することで表面が固く滑らかになり，ワックスアップなどの操作で模型を傷つけることがなくなる.

**2. ダイスペーサー**

歯型に塗布することで薄い膜を付与し，セメント分のスペース確保が可能となる.

マージン部には塗布しない！

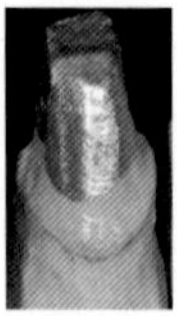

ダイスペーサー

## E オールセラミッククラウン（プレス成形法）

| 診療室 | 技工室 |
|---|---|
| 1. 検査・診断　エックス線検査，概形印象 | |
| | 2. 研究用模型製作と検査 |
| 3. 支台築造（失活歯の場合） | |
| | 4. コア製作（間接法），（プロビジョナルレストレーション製作） |
| 5. 支台歯形成<br>プロビジョナルレストレーション装着 | 5.（個人トレー，個歯トレー製作） |
| 6. 精密印象採得<br>咬合採得<br>シェード採得 | |
| | 7. 作業用模型製作<br>咬合器装着，調整<br>ワックスアップ<br>埋没，鋳造（ガラスセラミックスのインゴット）<br>形態と色調修正と研磨（ステイニング，レイヤリング） |
| 8. 試適，調整，研磨<br>装着（仮着） | |
| 9. 術後管理 | |

## F オールセラミッククラウン（CAD/CAM 法）

### 1）モデルスキャン方式

ハイブリッド型コンポジットレジンクラウンも同様

| 診療室 | 技工室 |
| --- | --- |
| 1. 検査・診断　エックス線検査，（概形印象） | |
| | 2. 研究用模型製作と検査 |
| 3. 支台歯形成<br>プロビジョナルレストレーション装着<br>印象採得<br>咬合採得<br>シェード採得 | |
| | 4. 作業用模型製作<br>5. 咬合器装着，調整<br>（モデル）スキャン<br>6. CAD（設計）<br>7. CAM（加工）<br>8. 調整，研磨<br>完成 |
| 9. 試適，調整，研磨<br>装着<br>10. 術後管理 | |

### 2）口腔内スキャン方式

即日治療が可能！

| 診療室 | 技工室 |
| --- | --- |
| 1. 検査・診断　エックス線検査，（概形印象） | |
| | （2. 研究用模型製作と検査） |
| 3. 支台歯形成<br>プロビジョナルレストレーション装着<br>光学印象（口腔内スキャン）<br>シェード採得 | |
| | 4. CAD（設計）<br>5. CAM（加工）<br>6. 調整，研磨<br>完成 |
| 7. 試適，調整，研磨<br>装着<br>8. 術後管理 | |

4〜6 は診療室で行うことも可能

# Chapter 3 臨床操作

**Check Point**

- 前処置の方法を理解する．
- 支台築造の目的，方法を理解する．
- 支台歯形成のポイントを理解する．
- プロビジョナルレストレーションの目的と方法を理解する．
- 印象採得の方法を理解する．
- 顎間関係の記録と情報伝達方法を理解する．
- 試適・装着の手順を理解する．
- 術後管理を理解する．

## Ⅰ．前処置

補綴治療の目的を達成するために，補綴治療前に行う口腔内環境を整える処置を（補綴）前処置とよぶ．

### 1）予防的処置

プラークコントロールを含めた口腔衛生指導

### 2）外科的処理

抜歯，歯槽堤整形・形成術，小帯切除術，歯冠長延長術（クラウンレングスニング），歯根分割，ヘミセクション・トライセクション，歯根端切除術など

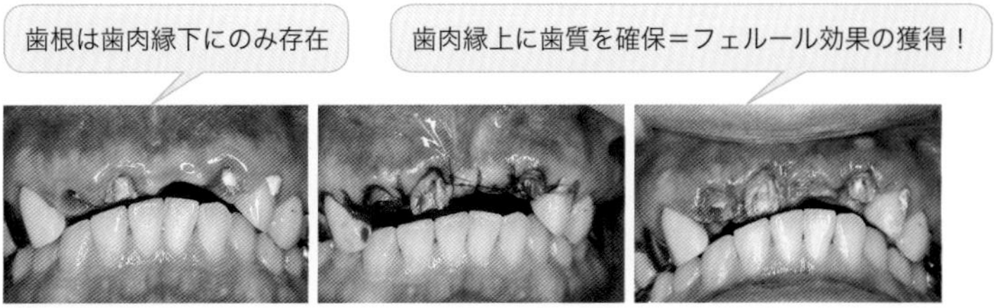


歯冠長延長術

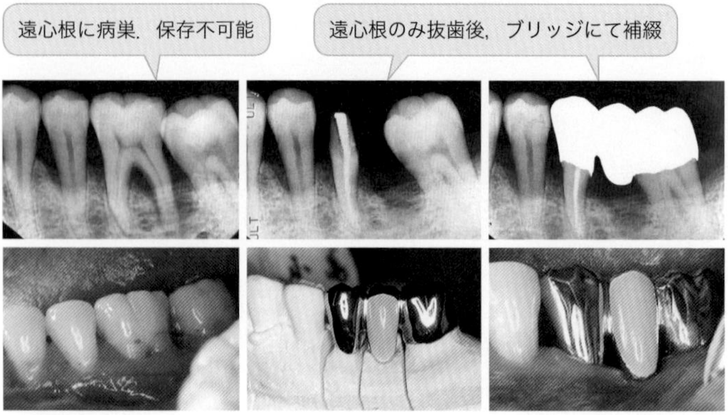


ヘミセクション

### 3）保存的処置

歯内療法（抜髄，感染根管処置，便宜抜髄など），歯周治療，修復処置など

### 4）矯正的処置 よくでる

アップライティング（整直），正中離開の修正，挺出（ルートエクストルージョン），歯根近接の修正

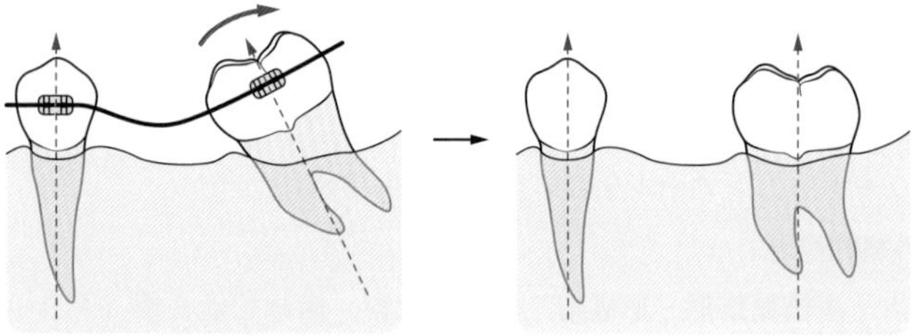

アップライティング

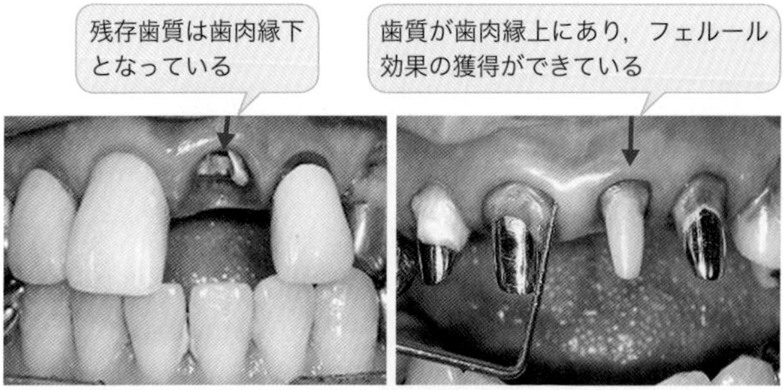


挺出(ルートエクストルージョン)

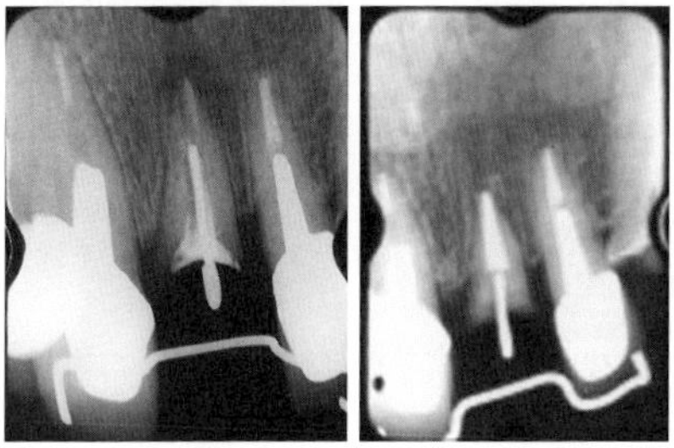

エックス線写真
術前(左)と治療途中(右).
歯根が挺出しているのがわかる.

**CHECK!** 矯正的処置　よくでる

主に局所矯正のため，MTM（minor tooth movement）または，LOT（limited orthodontic treatment）とよばれる.

① **整直**(アップライティング：uprighting)：傾斜歯を支台歯とする場合に，歯軸を修正することでブリッジでは平行性が確保され，形成量が少なくなり，圧負担能力も向上する．特に生活歯では抜髄が回避できる利点がある.

② **挺出**(ルートエクストルージョン：root extrusion)：歯肉縁下となる残根状態の歯の歯根を挺出させることで，マージン設定を適切にしてフェルール（帯環）効果（→ p.59 参照）を得ることが可能となる．ただし，歯冠補綴の支持に耐える歯根長が必要である.

### 5）補綴的処置

暫間義歯，プロビジョナルレストレーション，咬合調整，咬合高径・咬合平面の修正，スプリント療法，不良補綴装置の除去など

補綴装置の除去に使用する器材

| 種類 | | 目的・使用法など |
|---|---|---|
| 除去用<br>カーバイド<br>バー | 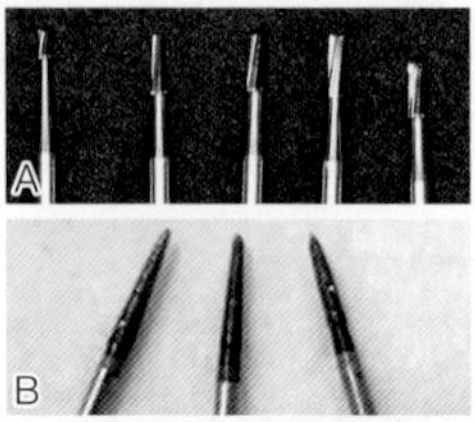 | クラウンにスリットを付与する.<br>セラミックスやレジンはダイヤモンドバー(A)を，ジルコニアには専用のダイヤモンドバー(B)を用いる. |
| リムーバー | 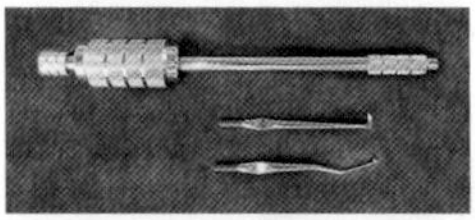 | 槌打によりクラウンやコアを除去する. |
| クラウン<br>リムーバー | 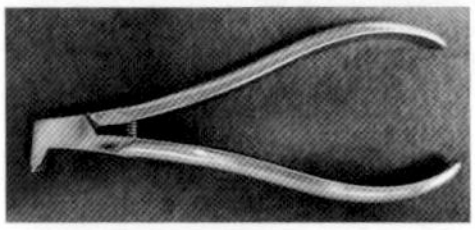 | クラウンの除去に用いる.<br>ハンドル部を締めると先端が開き，クラウンに付与したスリットを押し広げる. |
| メタルクラウンリムーバー | 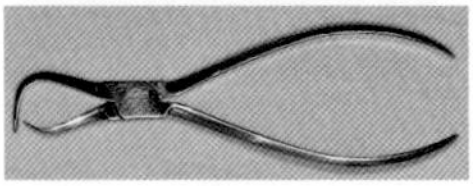 | 咬合面に付与した孔に先端を入れ，もう一方をクラウンのマージンに当ててハンドルを握ることで除去できる. |
| リムービング<br>ドライバー | 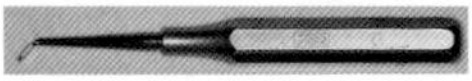 | クラウンの除去に用いる.<br>クラウンに付与したスリットに先端を差し入れ，てこの原理で除去する. |
| KAKO<br>プライヤー | 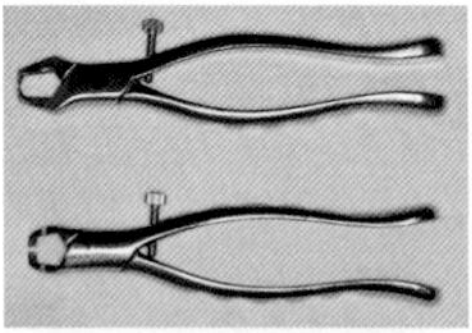 | メタルコアやクラウンの除去に用いる.<br>先端のくさび効果でコアやクラウンを除去する. |
| ポストコア<br>リムーバー | 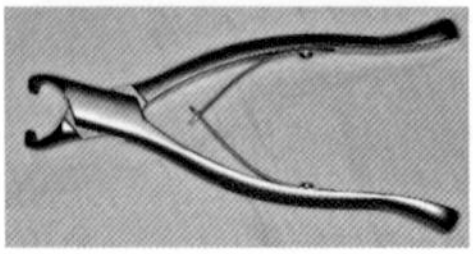 | メタルコアの除去に用いる.<br>コアのマージン部に先端を差し入れ，くさび効果で除去する. |

| 種類 | | 目的・使用法など |
|---|---|---|
| スクリューポスト撤去鉗子 | 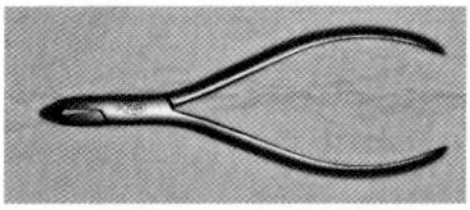 | スクリューポストを把持する際に用いる. |
| リトルジャイアント | 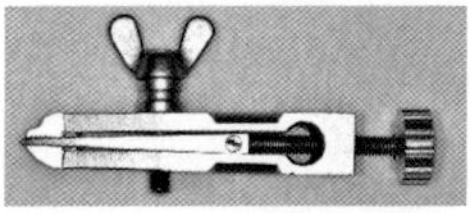 | メタルコアの除去に用いる.<br>ポスト把持部と歯根に当たる部分の2つの先端からなり，ネジを回転させることでポストのみを引き上げ，除去する. |
| 兼松式ポスト撤去鉗子 | 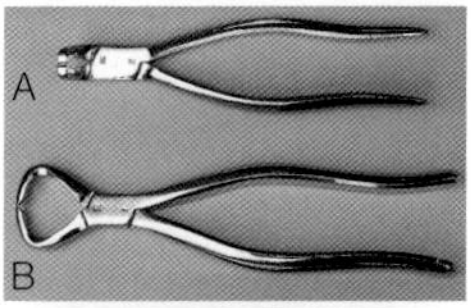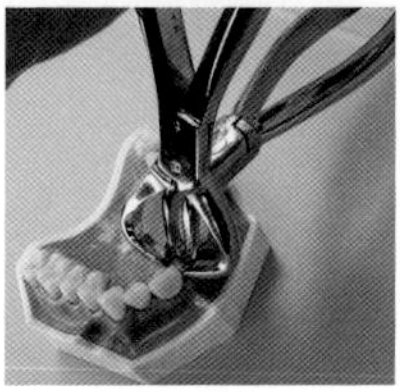 | ポストの除去に用いる.<br>内鉗子(A)でポストを把持する．外鉗子(B)の先端を根面と内鉗子の間に入れる．力を入れるとくさび効果でポストが緩み，除去できる. |

**CHECK!** 補綴装置などの除去

前処置として，不適合，齲蝕，補綴装置の劣化，根尖病巣などにより補綴装置や支台築造の除去を必要とすることがある.

# Ⅱ．支台築造

## A 意義 よくでる

歯根破折の防止ではない！

①クラウンと一体化することで残存歯質を補強，強化

②クラウンの維持力・保持力の強化，形態の改善，軸面のテーパーの調整，支台歯高径の増加（調整），表面積の拡大，補助的保持形態の付与

③歯冠方向の修正➡歯軸の平行性確保

④上部構造の金属の節約

## B 材料

### 1）成形材料

コンポジットレジンやセメントがある．

### 2）既製ポスト＋成形材料

既製ポストにはチタン，ステンレス鋼やファイバーポストがある．

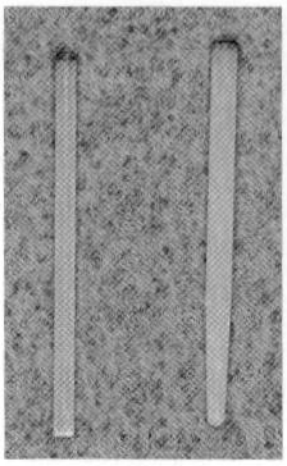
ファイバーポスト

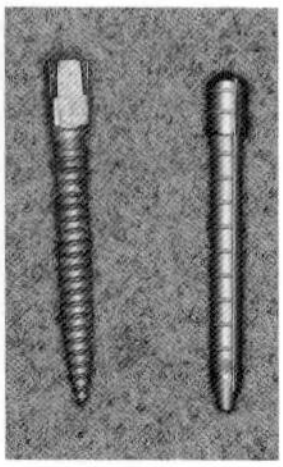
既製金属ポスト

### 3）鋳造体

## C 種類

### 1）前歯部の支台築造

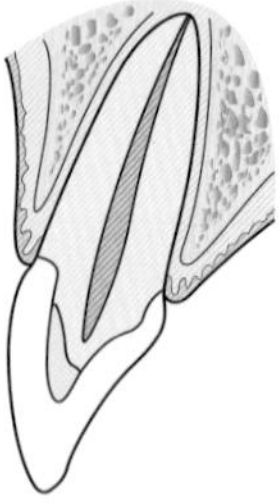
成形材料（セメント）

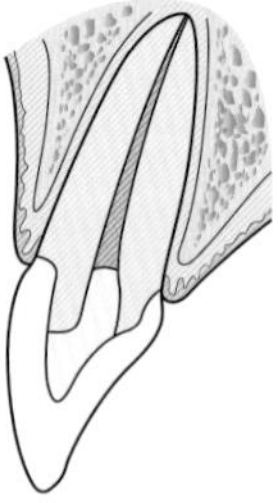
成形材料（レジン）

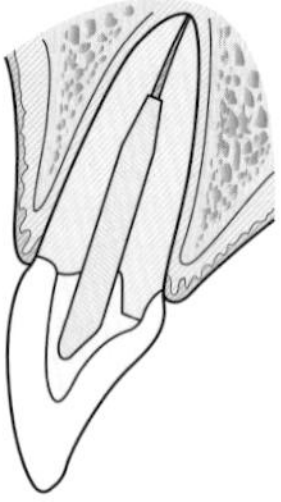
成形材料＋既製ポスト

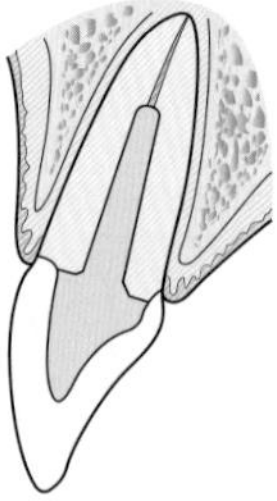
鋳造体

### 2）臼歯部の支台築造

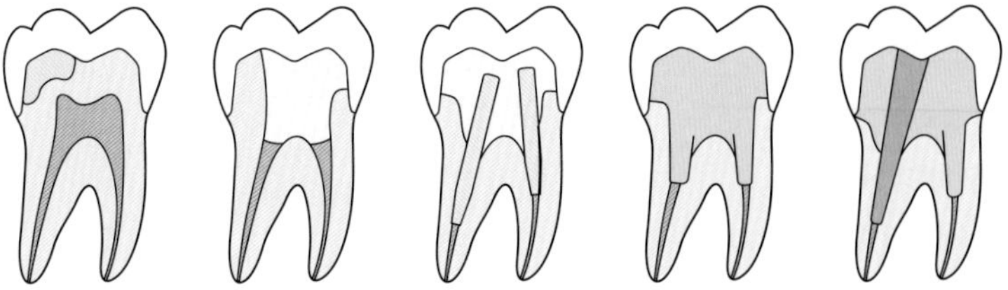

成形材料（セメント）　成形材料（レジン）　成形材料＋既製ポスト　鋳造体　鋳造体（分割築造）

**CHECK!** 材料の選択

・成形材料や成形材料＋既製ポストは，歯冠部歯質が 4 壁とも 1〜2 mm 程度以上残っており，歯冠崩壊が少ないときに適応する．既製ポストを用いる場合は，象牙質と弾性係数が近似したファイバーポストが歯根破折防止に有利である．

・鋳造体は歯冠歯質がないなど悪条件を含め適応範囲が広いが，歯根破折を起こしやすい欠点がある．

## C 支台築造法の特徴

| 築造方法 | 利点 | 欠点 |
|---|---|---|
| 直接法 | ・製作ステップが単純<br>・その日に築造完成し，形成が可能(来院回数が少ない)<br>・窩洞内にアンダーカットを許容する． | ・1 回の治療時間が長い．<br>・重合収縮が大きい．<br>・操作が難しい(防湿や形態付与など)． |
| 間接法 | ・支台歯形態を適切に付与できる．<br>・歯肉溝からの浸出液の影響が少ない．<br>・1 回の治療時間が短い．<br>・重合収縮を小さくできる(レジンの場合)． | ・製作ステップが複雑<br>・来院回数が 1 回増える．<br>・窩洞内のアンダーカットを許容しない．<br>・窩洞形成後，装着まで時間がかかるため汚染や仮封材の影響がある． |

成形材料を使用する場合は，直接法，間接法ともに可能．
築造体を使用する場合は，間接法のみとなる．

## D 築造窩洞形態

### 1）歯質の厚み

1 mm 以上の厚みとする（薄いところは破折の危険性があるので削除して調整する）.

ただし，フェルール効果を得るため，できるだけ残す！

### 2）ポスト長

歯冠歯質が十分ある場合は短くてよい.



### 3）ポスト形状

・歯根破折の防止のため，ポストの先端は丸める.

・テーパーは 3°

#### （1）単根の場合

**長さ**：歯根長の 1/2～2/3（または歯冠長と同長）. ただし，根管充填材は根尖部に一部残す.

**太さ**：歯根幅径の 1/3 以内（歯根の強度確保のため）

#### （2）複根の場合

・鋳造体ではポストの平行性を確保する.

・ポストの平行性が確保できない場合は，分割築造とする.

・成形材料による直接法の場合は，平行性は不要である.

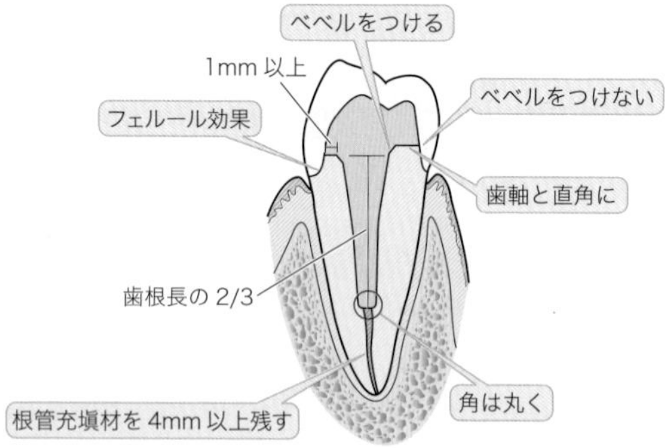

## E 築造窩洞形成の手順と器具 よくでる

**1）支台歯の概形成：各種タービン用バー**

仮封材の除去と必要に応じて軟化象牙質の除去を含む.

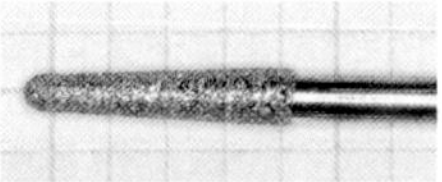

タービン用バー

**2）根管充填材の除去：ピーソーリーマー**

必要な長さまで除去する.

**3）根管ポストの形成：根管形成用バー**

2）で除去した長さまで適切な形態を付与する.

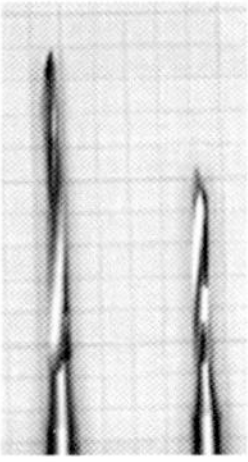

ピーソーリーマー

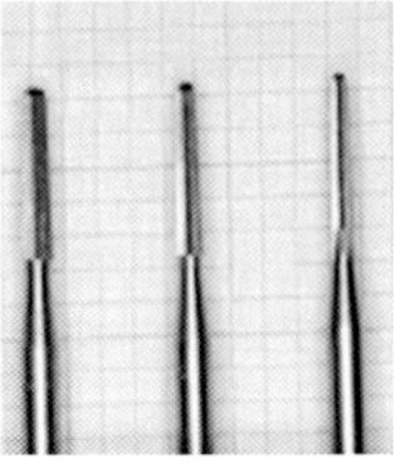

根管形成用バー

**4）仕上げ：カーボランダムポイントなど**

・隅角部をきれいにする.

・窩洞にスムーズな形態を付与する.

・特に印象採得を要する間接法には重要なステップである.

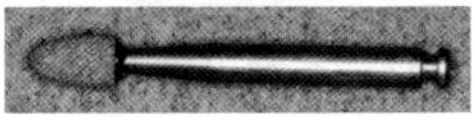

カーボランダムポイント

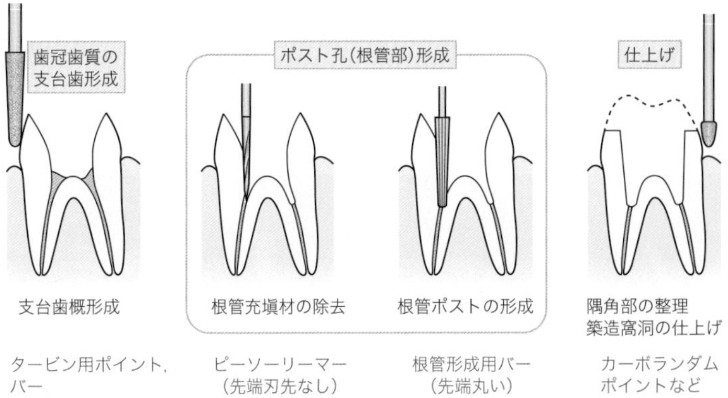


歯根破折を抑制するには
1. 成形材料（+ファイバーポスト）を用いる
2. 直接法を行う
3. できるだけ歯質を残す（=2）

## F 直接法による支台築造

### 1）既製金属ポスト併用レジンコア

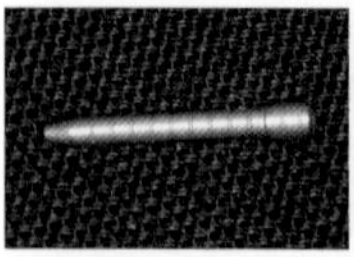
①金属ポストの選択・試適

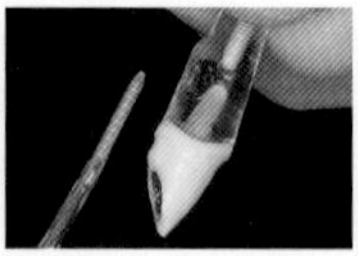
②メタルプライマーを塗布し乾燥

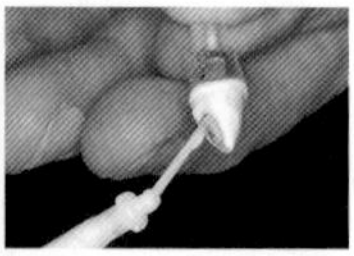
③コア用レジンにて築造し，支台歯形成

### 2）ファイバーポスト併用レジン支台築造（直接法）

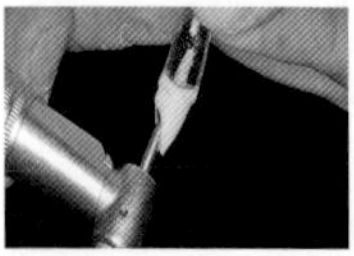
①根管形成

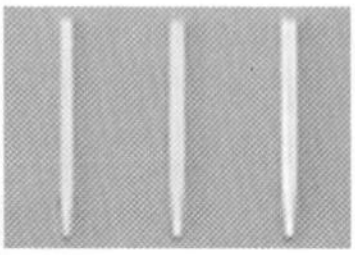
②ファイバーポスト

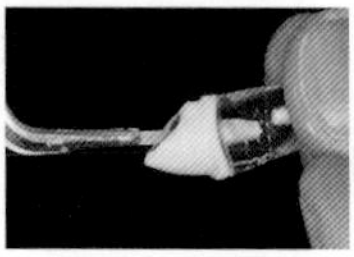
③ポストの試適

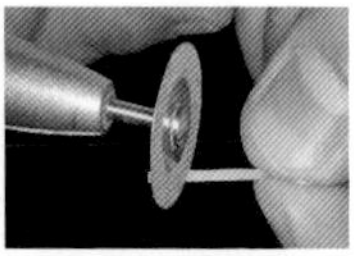
④ポストの長さをディスクにて調整

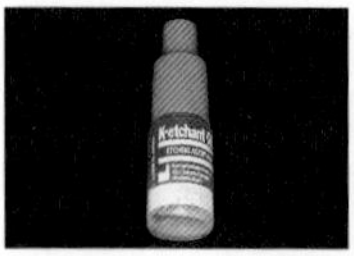
⑤エッチングの準備

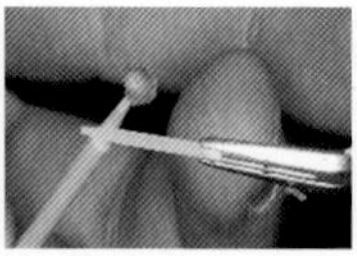
⑥ポストのエッチング処理後，水洗，乾燥

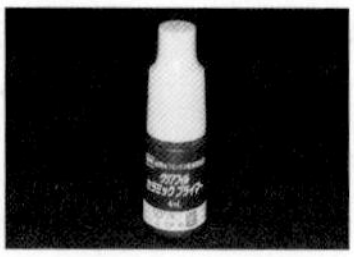
⑦セラミックプライマーの準備

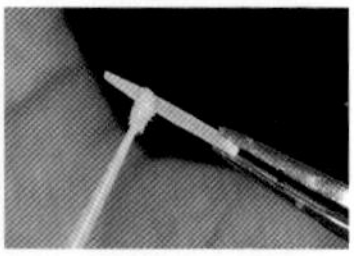
⑧シランカップリング処理後，乾燥

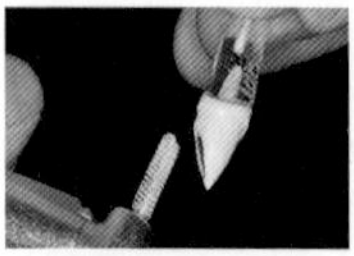
⑨根管内を根管内用ブラシにて洗浄

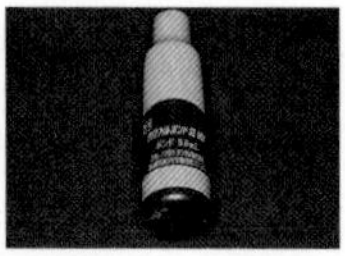
⑩ボンディングの準備

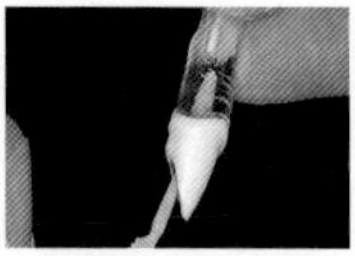
⑪根管内にボンディング塗布

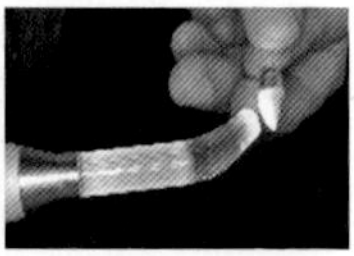
⑫乾燥後に光照射

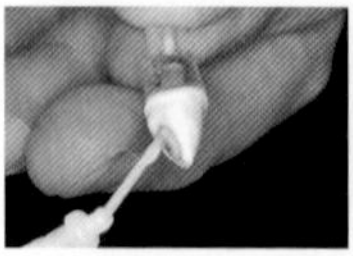
⑬コア用レジンを根管内に填入

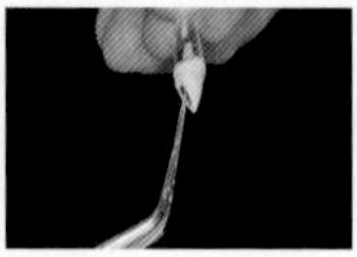
⑭ファイバーポストを挿入

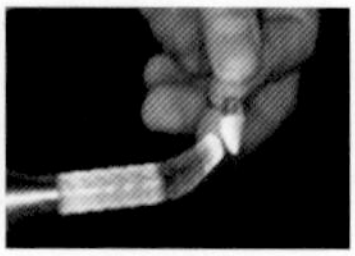
⑮光照射を行い，不足していたら再度レジンを填入し，光照射

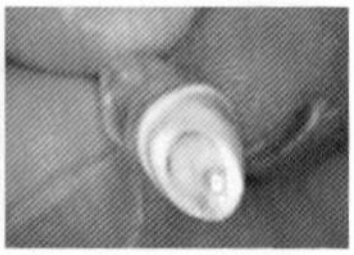
⑯完全に硬化後，支台歯形成

## G 支台築造の印象採得（間接法の場合）

### 1）寒天アルジネート連合印象：ラジアルピン

精密な印象を寒天で行う．その際，ポスト部の補強にラジアルピンを用いる．

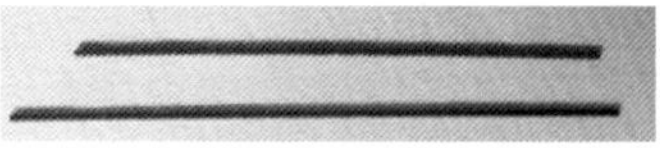
ラジアルピン

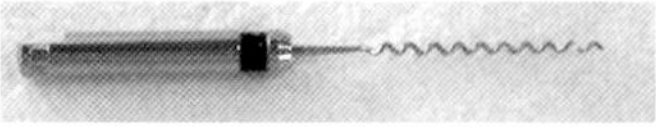
レンツロ

### 2）シリコーンゴム印象：レンツロ，スクリューバー

・シリコーンゴム印象材をポスト部先端まで流し込むために，レンツロ，スクリューバーを用いる．

・印象材をポスト先端まで届かせ，正回転で先端まで流し込み，回転したまま引き抜く．



**CHECK!** 支台築造の手順

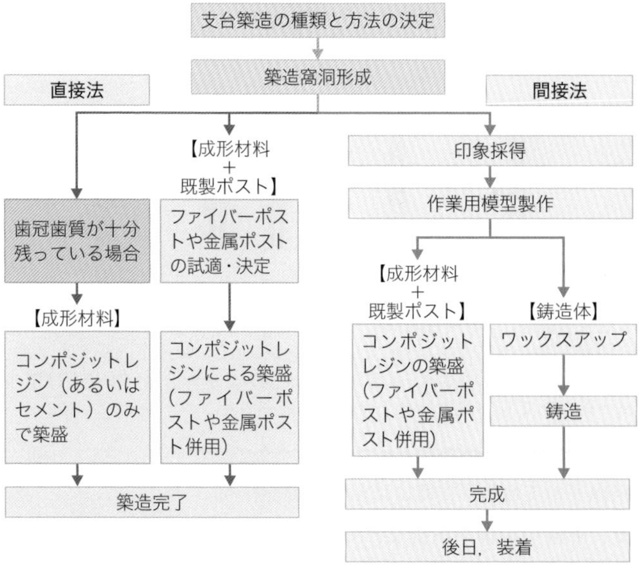


直接法，間接法とも支台築造後は必ず支台歯形成を行うこととなる！

# Ⅲ．支台歯形成



## A 切削時の注意事項

### 1）軟組織や歯髄，歯質の保護

・フィンガーレストを確実に歯に求める．

・ミラーやバキュームにより視野を確保する．

・ミラーやライト付ヘッドを使用して採光する．

・切削効率のよい鋭利な切削具を使用する．

・フェザータッチ（100 g 以下，1 N）で，間歇的に，短時間で切削する．

・十分な注水➡発熱の防止，バーの目詰まり防止

・必要最小限の切削とし，歯質を保存する．

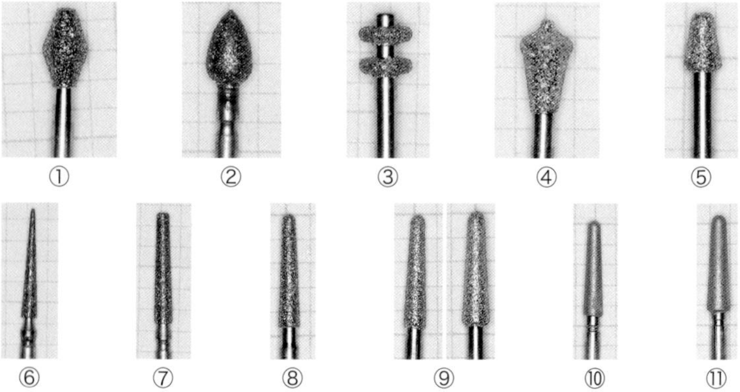


形成用バー

①金属冠咬合面用，②前歯舌側部用，③ラミネートベニアグルーブ用，④セラミック咬合面用，⑤セラミック（ハイブリッドレジン）インレー用，⑥ナイフエッジ，⑦ショルダー，⑧シャンファー，⑨ヘビーシャンファー２種，⑩仕上げ用のシャンファーのファインバー，⑪仕上げ用のヘビーシャンファーのファインバー

### 2）歯肉の保護

・歯肉縁下の支台歯形成時には歯肉圧排を行う．

・上皮に形成の損傷や圧排などでの炎症があるときは，改善を待ってから処置を行う．

## B 基本事項

### 1）部位と基本形態

①切縁・咬合面部：歯冠を縮小した形態（相似形）が原則

②軸面部：歯軸と平行とし，テーパーを小さくする．

③辺縁部：補綴装置のマージン（歯頸部辺縁形態）の適合と辺縁封鎖に関与する．

### 2）フィニッシュライン

支台歯の切削面と未切削面の境界をフィニッシュラインとよぶ．

**フィニッシュラインの設定**

・原則として歯肉縁上に設定する．

プラークコントロールのため！

・歯肉縁下となるのは，①前歯の審美性確保，②歯冠高径不足，などの場合である．このような場合も，プラークコントロールと生物学的幅径の保全から歯肉縁下 0.5 mm 程度に設定する．

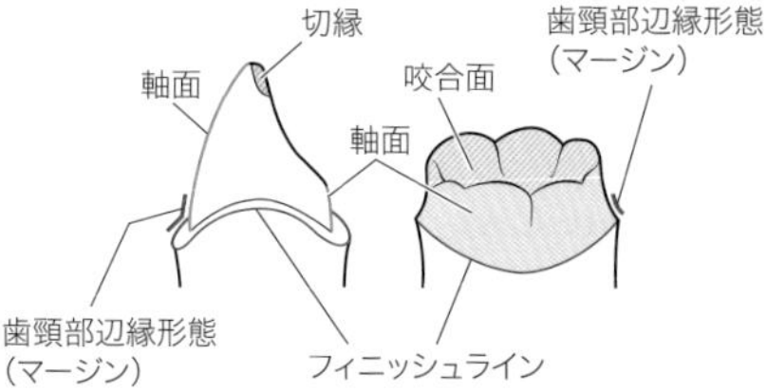


## C 支台歯形態の要件

### 1）保持力を高める因子

①支台歯（軸面）の高さ：高くする（逆屋根や咬合面を縮小した形態をとる）．

②軸面のテーパー：小さくする（操作に適した角度は片側 2～5°）．

③歯の大きさ（幅）：大きくする（削りすぎない）．

④支台歯の表面積：大きくする．

辺縁形態は保持力に関与しない！

### 2）補助的保持形態

支台歯の高さが不足している，歯冠形態の異常や軸面テーパーが大きいなど，保持力が不足する場合に用いる．

①ピンホール（咬合面）：生活歯に適応

②ホール（咬合面）：失活歯に適応

③ボックス（軸面）

④グルーブ（軸面）

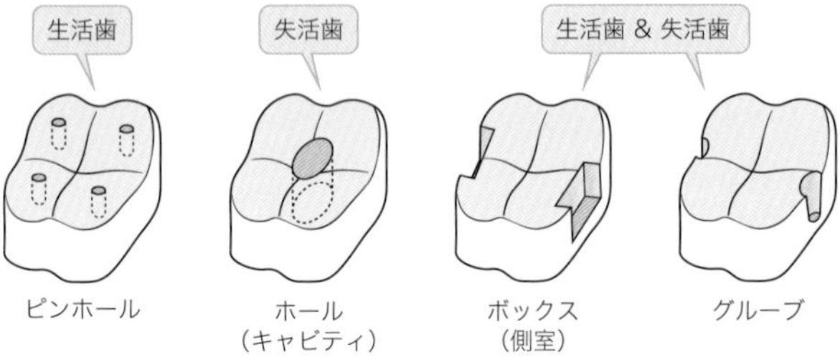


**CHECK!** 使用するポイントと歯頸部辺縁形態

使用する材料（辺縁部に接する材料）あるいは補綴装置ごとにまとめて覚えるとよい（→ p.20 参照）.

・金属：ナイフエッジ，シャンファー

・レジン，セラミックス：ヘビーシャンファー，ショルダー

・特に，CAD/CAM を用いる場合はヘビーシャンファーが最適である.

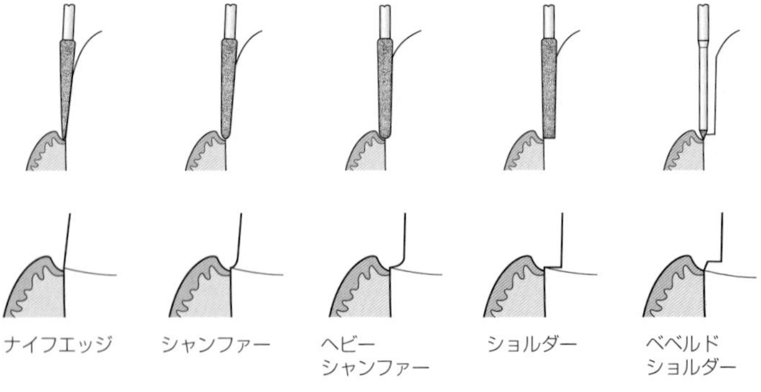

**CHECK!** フェルール効果（帯環効果）　よくでる

・フェルールとは，フィニッシュラインより歯冠側の残存歯質のことで，ここを補綴装置で取り囲むことにより，歯根破折を防止する効果が得られる．これをフェルール効果という．
・一般に 1.5〜2.0 mm 程度の歯質の高さを確保する．
・十分なフェルール効果が得られない場合は，①歯根挺出（ルートエクストルージョン）や②歯冠長延長術（クラウンレングスニング）を行う（→ p.45 参照）．

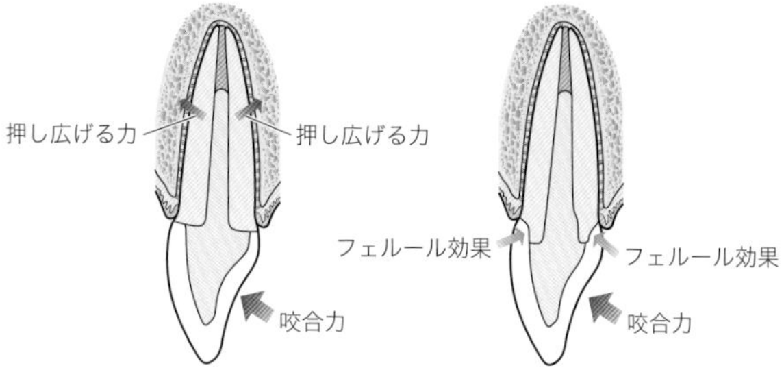


# Ⅳ．プロビジョナルレストレーション

## A 臨床的意義

①歯髄，歯質，歯周組織の保護：外来刺激からの保護，破折防止

②支台歯，隣接歯，対合歯の移動および挺出の防止：咬合関係の保持

③咀嚼，発音，審美性の維持・改善

④歯肉圧排：辺縁歯肉の増殖や倒れ込みの防止

⑤補綴装置の設計の参考：歯冠外形，ガイドの角度や量，クリアランスの有無，前装の厚み確認，ブリッジの平行性の確認など

⑥形成面の汚染防止

⑦咬合採得時の指標

## B 製作法 よくでる



### 1）既製プラスチッククラウン応用法

直接法で用いる．ポリカーボネート樹脂製の既製冠を用いる．

**手順**

①支台歯に適した大きさと形の既製冠を選択

②バーでマージンを調整

③支台歯に分離材を塗布

④レジン泥を塡入後に支台歯に圧接

⑤硬化前に数回着脱

⑥硬化後にトリミング，調整

⑦咬合調整

⑧研磨

⑨仮着

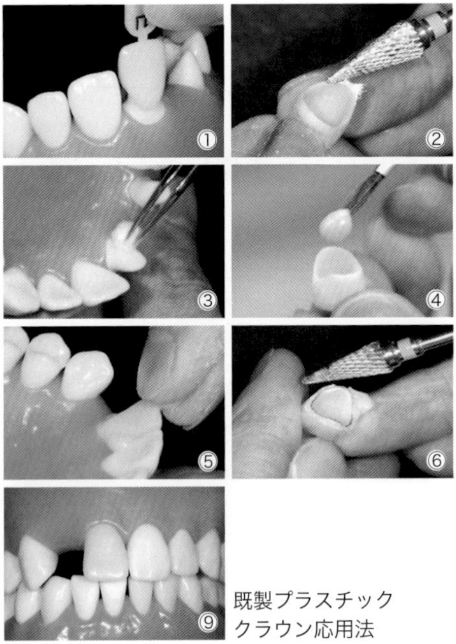


既製プラスチッククラウン応用法

## 2）即時重合レジン応用法

### (1) 直接法

#### a) 餅状レジンによる圧接法

手順

①支台歯に分離材を塗布
②レジンを混和
③餅状になったら支台歯に圧接
④咬合させて圧痕を付与
⑤初期硬化後に大まかなトリミング
⑥完全硬化後に修正
⑦研磨
⑧仮着

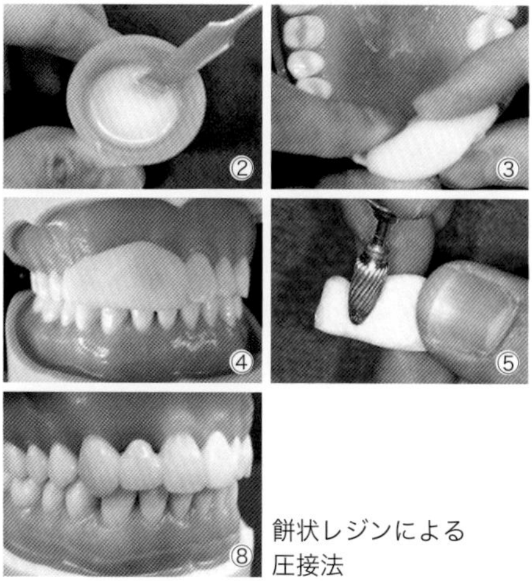

餅状レジンによる圧接法

#### b) 術前の印象応用法

手順

①支台歯形成前にシリコーンゴム印象材またはアルジネート印象材で印象
②形成後，支台歯に分離材を塗布
③印象材の支台歯相当内面にレジン泥を盛る．
④支台歯に圧接
⑤初期硬化後に撤去し，トリミング
⑥修正
⑦研磨
⑧仮着

### (2) 間接法

作業用模型上で製作しておき，最後に口腔内で調整をする．

a）レジン筆積み法

手順

①支台歯形態とした石膏模型や鋳造体製作後の作業用模型を用いる．

②模型に分離材を塗布

③即時重合レジンを築盛

④形態を整える．

b）術前の印象応用法

手順

①石膏模型上で支台歯形成

②ワックスアップで補綴装置の外形を形成

③シリコーンゴム印象材で印象採得

④模型からワックスを除去

⑤印象材内面にレジン泥を盛る．

⑥模型に圧接

⑦形態を整える．

## C 試適・仮着の注意点

・形成面を過不足なく被覆する．

・咬合関係，隣接面接触関係を確認する．

・表面を滑沢に仕上げる（汚れ防止）．

## D 仮着材

### 1）仮着材の要件

①辺縁封鎖性に優れ，丈夫である．

②容易に撤去できる．

③歯に傷害を与えない．

④プロビジョナルレストレーションや最終補綴装置に影響しない．

⑤支台歯に付着した際に除去が容易である．

⑥一定期間脱離しない装着力がある．

## 2）種類

### (1) ユージノール系

・生活歯の歯髄鎮静作用がある

➡歯髄反応があるときは積極的に利用する.

・(プロビジョナルレストレーションの) レジンの硬化阻害作用がある.

・レジンセメントの歯面処理の効果を阻害する.

・歯肉の炎症が起こりやすい.

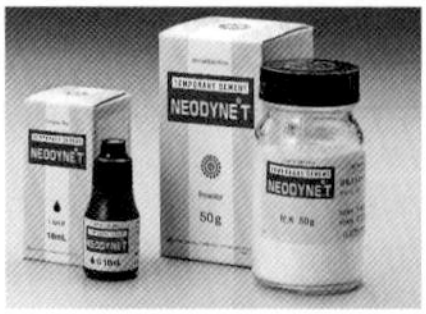


ユージノール系

### (2) 非ユージノール系

・主に失活歯に用いる.

・レジンの重合を阻害しない.

・油成分の残留でプライマーや歯面処理剤の効果を阻害する.

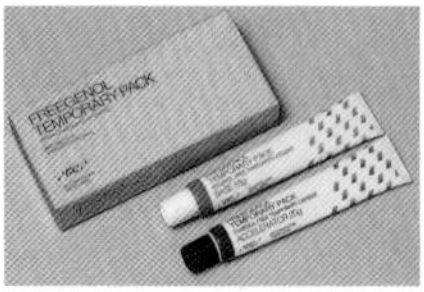


非ユージノール系

### (3) カルボン酸系

・歯髄刺激が少ない.

・HY 材（タンニン・フッ化物合材）による歯質強化作用を有する.

➡象牙質の耐酸性が向上

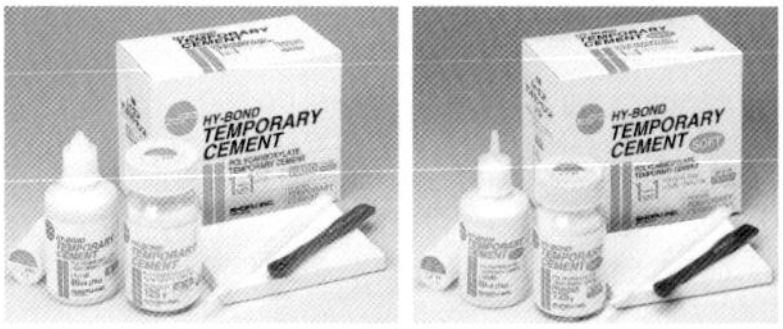


カルボン酸系

### (4) レジン系

・レジンセメントの一種である.

・維持力が高く, 辺縁封鎖性に優れる.

長期使用に適している！

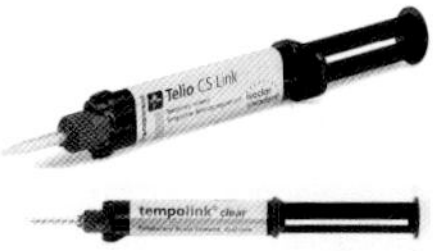


レジン系

# V．印象採得



## A 印象材

### 1）シリコーンゴム印象材

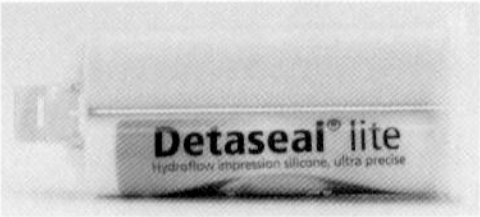

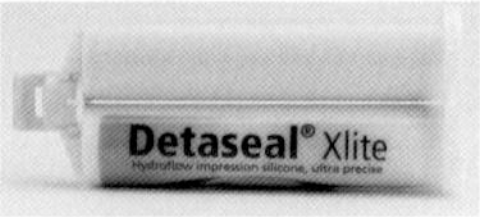

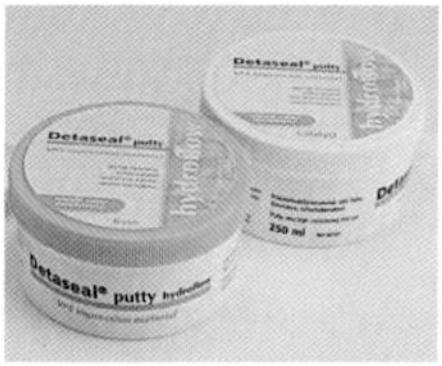


シリコーンゴム印象材

(1) 縮合型シリコーンゴム印象材

縮合重合で硬化する際にエチルアルコールが発生するため収縮が起こり，寸法変化が付加型より大きい．

(2) 付加型シリコーンゴム印象材

印象精度に優れるため，クラウンブリッジの精密印象に多く用いられる．

### 2）寒天印象材

精度に優れるため精密印象に用いるが，安定性に劣る．

### 3）アルジネート印象材

印象精度が劣り安定性も悪いため，概形印象として用いるか，寒天との連合印象で用いる．

## B 印象用機器

### 1）トレー

#### (1) 既製トレー

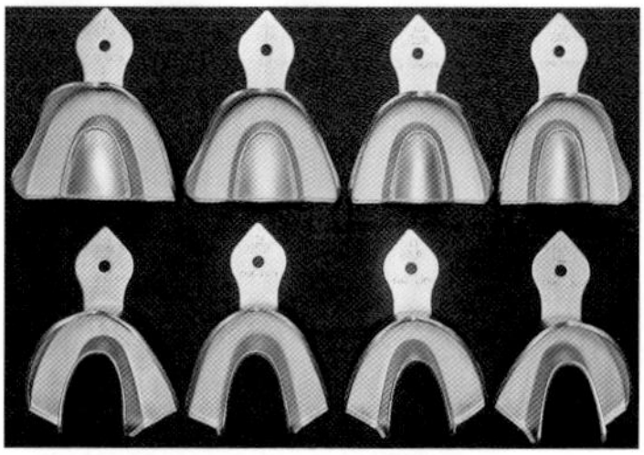

リムロックトレー

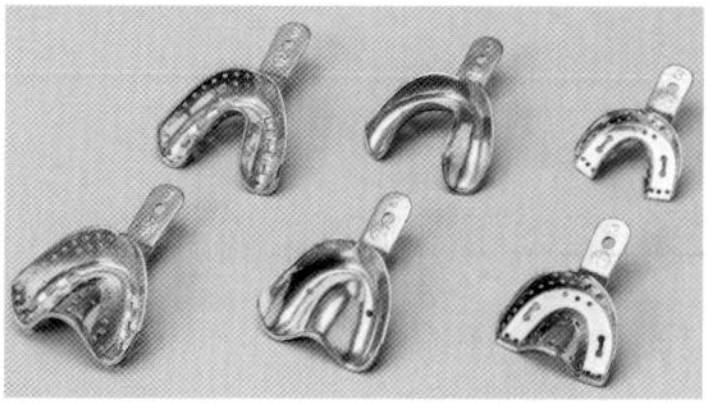

IN 式トレー

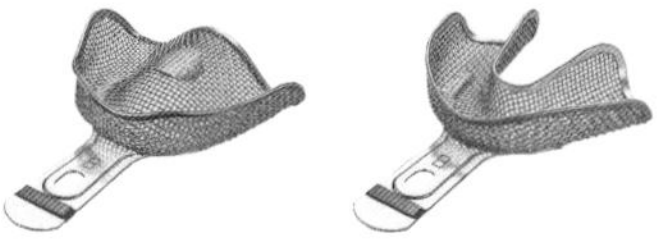

網トレー

#### (2) 個人トレーと個歯トレー

①個人トレー：歯列形態に合うように製作したトレーで，トレー用即時重合レジンでつくられている．

②個歯トレー：各支台歯に合うように製作したトレーで，即時重合レジンとカッパー（銅）バンドトレーがある．

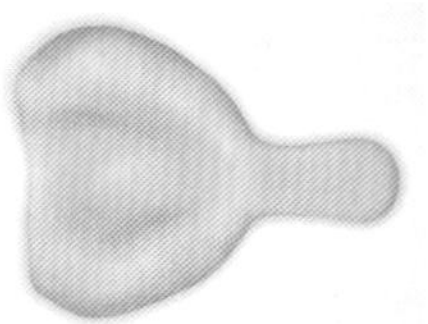

個人トレー

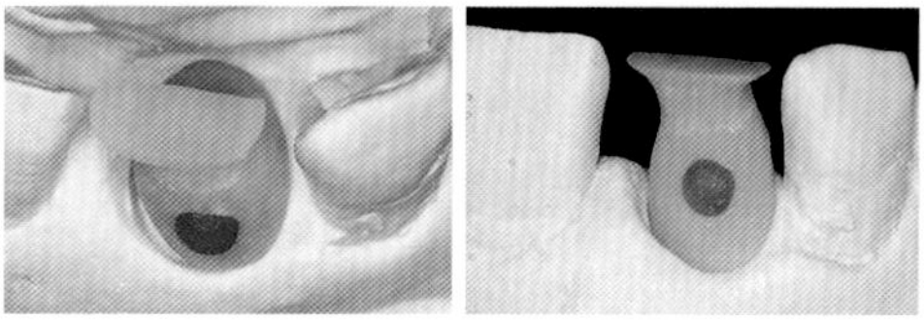

個歯トレー

### 2）シリンジ

歯肉圧排後の歯肉溝やポスト孔など，細かなところに印象材を注入するために用いる．

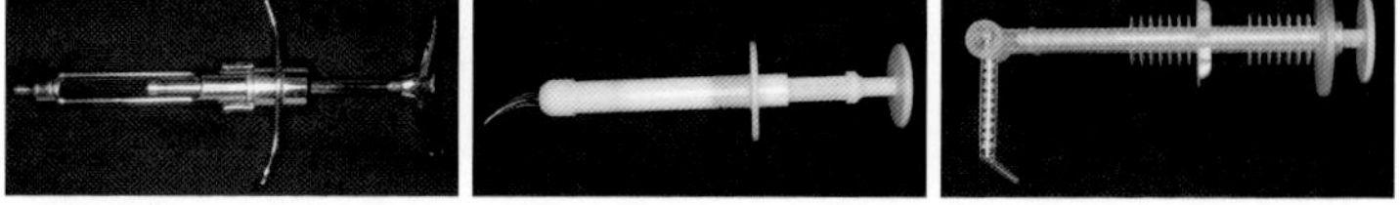

シリンジ
寒天用(左)，シリコーンゴム用(中，右)

### 3）レンツロ，スクリューバー

ゴム質印象材をポスト孔に送入するための道具（→ p.55 を参照）.

## C 歯肉圧排（印象前準備）

### 1）機械的圧排法

圧排用コード（圧排糸），ストッピングなどにより機械的に圧排する方法.

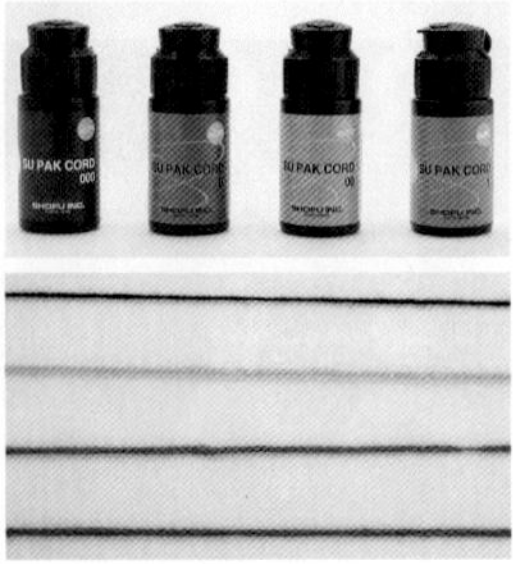


圧排用コード

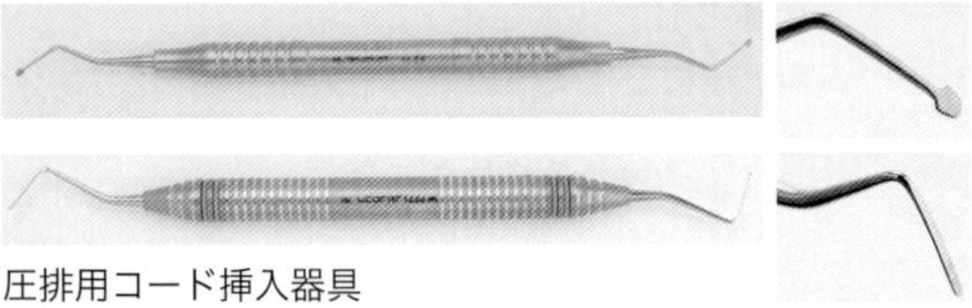

圧排用コード挿入器具

(1) 一重圧排法

1 本のコードを歯肉溝の全周に挿入する.

(2) 二重圧排法

最初に細い圧排コードを歯肉溝底部に入れ，その上に太いコードを挿入し，1 本目のみを残して印象採得する.

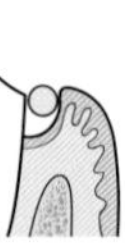

一重圧排：歯肉溝に適切な圧排コードを 1 本入れ，辺縁歯肉を広げた後に印象を採得する.

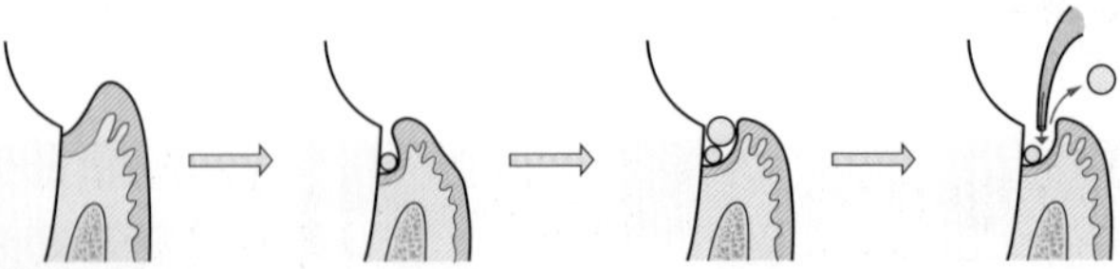

二重圧排：1 本目の細いコードを歯肉溝の底に入れ，浸出液の抑制を行い，2 本目の太いコードで辺縁歯肉を押し広げる．その後，2 本目のみ除去して開いた歯肉溝に印象材を入れる.

### 2）機械的・化学的圧排法

①収斂作用のある薬剤を染込ませた圧排用コードを用いる方法と，②薬液効果のないコードを挿入し，止血剤を塗布する方法がある．

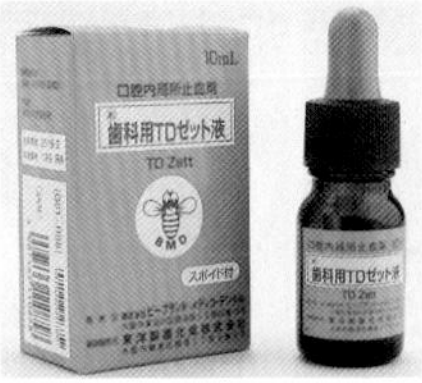

塩化アルミニウム

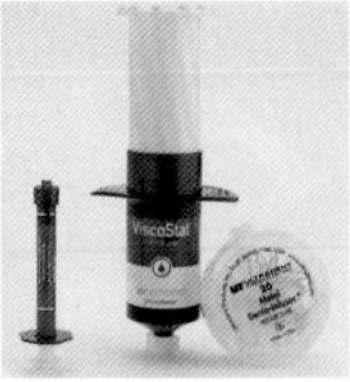

硫化鉄

**使用薬剤**：塩化アルミニウム，塩化第二鉄，硫酸鉄，ミョウバン，エピネフリンなど．

### 3）外科的圧排法

・麻酔下でメスや電気メスを用いて行う．マージンが歯肉縁下深い場合や辺縁歯肉が覆っている場合などに用いる．

・術後の止血も容易で，歯肉退縮も少ないため即日印象も可能である．

・ただし，電気メスは心臓ペースメーカー装着患者に禁忌である．

## D 印象法

### 1）単一印象法

1つの印象材を用いる（主に研究用や対合用）．

### 2）連合印象法

種類の異なる印象材を組合わせて用いる場合（寒天アルジネート連合印象）と，同じ種類で流動性が異なる印象材（シリコーンゴム連合印象）で2回に分けて採得する場合の2種類がある．

**シリコーンゴム連合印象法　1)パテタイプによる一次印象**

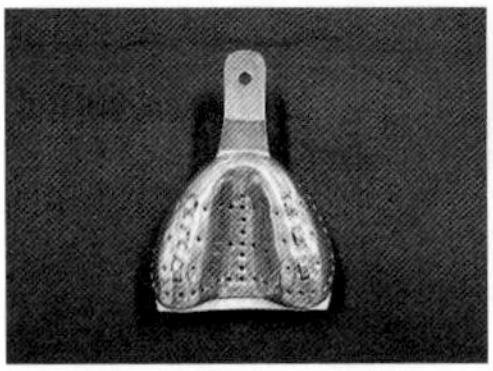
①トレーの選択・試適

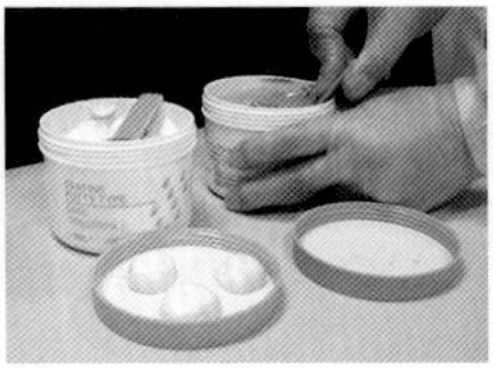
②パテの計量

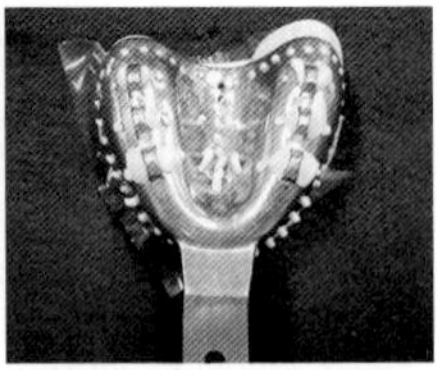
③トレーを歯列に圧接し，硬化後に撤去する．

シリコーンゴム連合印象法　2)インジェクションタイプによる二次印象



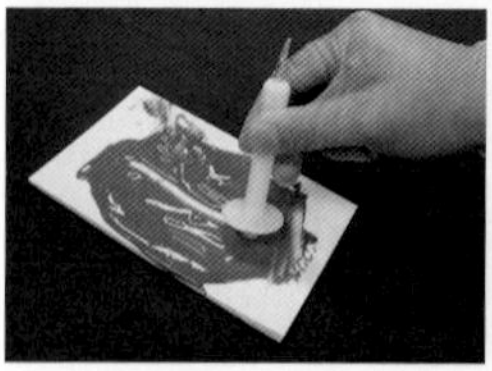
④シリンジへ印象材を注入する.

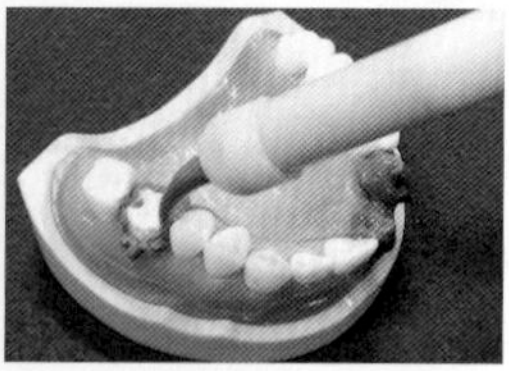
⑤支台歯に気泡を入れないよう注意して，印象材を注入する.

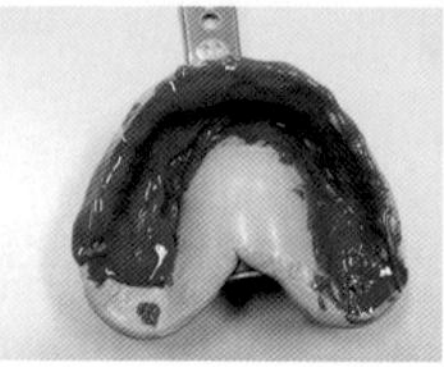
⑥トレーに残りの印象材を盛る.

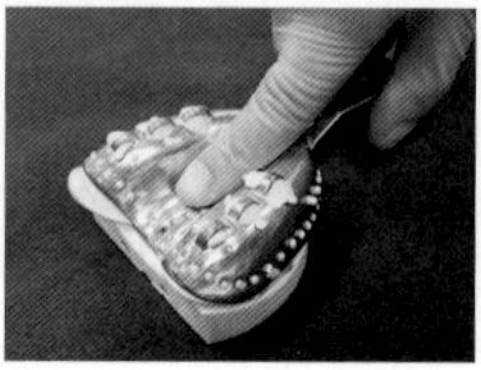
⑦トレーの圧接

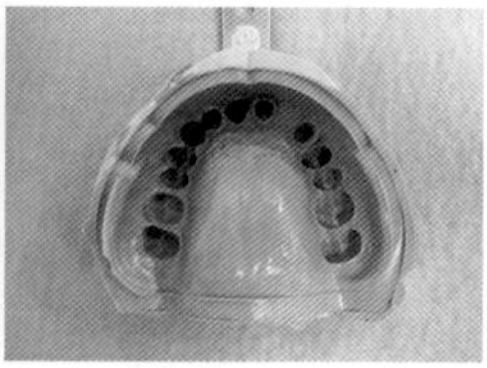
⑧硬化後に撤去する.

### 3）二重同時印象法（ダブルミックス印象法）

同じ種類のゴム質印象材で流動性の異なる2タイプを同時に練和して印象する方法．すばやい操作が必要となる.

**CHECK!** 同じ種類で流動性が異なる印象材を用いる印象法

・2回に分けて採得→連合印象法
・同時に練和して採得→二重同時印象法

### 4）個歯トレー印象法　よくでる

・それぞれの支台歯に専用の個歯トレーを使用し，その上から歯列印象用の個人トレー（既製トレーでも可）で全顎的に印象を採得する方法である.
・個歯トレーを製作するために支台歯形態が再現されている模型を必要とする（治療回数が増える）.
・印象材が薄く均一となる（0.5 mm）➡寸法精度に優れる.
・隣接歯のアンダーカットによる影響がない➡印象材の変形がない.

・歯肉圧排が不要である.

・気泡が混入しにくい.

・個歯トレーは口腔内で試適・調整が必要であり，印象時には全面（内面，外面ともに）に接着剤を塗布する必要がある.

個歯トレーによる印象法

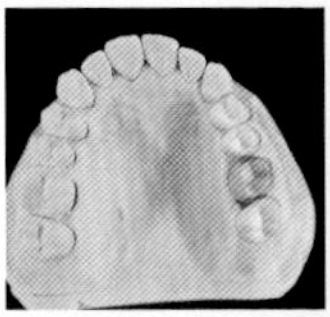
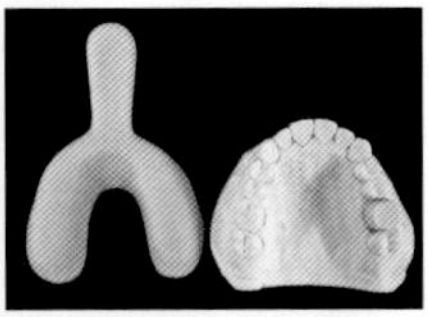

①精密印象採得前に事前に支台歯形態を採得した研究用模型.
②①で製作した個人トレー(左)と個歯トレー(右).

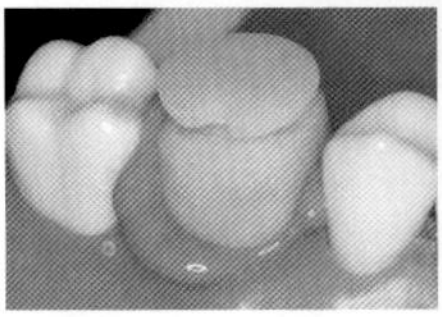
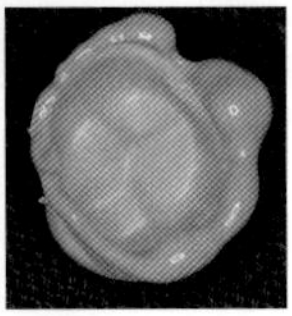

③個歯トレーを試適，適合確認(シリコーンゴム印象材やホワイトシリコーン)し, 内面とマージン部の調整を行う.

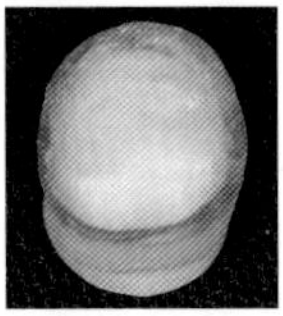

④調整終了後の個歯トレー

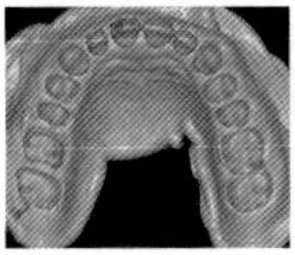
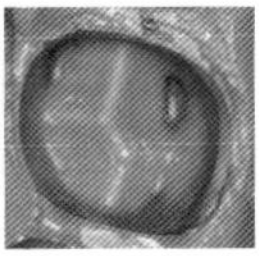

⑤調整終了後には, 個歯トレー全体(内外面)と個人トレーに接着材を塗布し，乾燥後にシリコーンゴム印象材で精密印象採得を行う.

### 5）咬合印象法

咬合調整が容易になる！

・支台歯と対合歯を咬頭嵌合位で同時に印象するため，咬頭嵌合位を正確に再現できる.

・ただし，咬合嵌合位が確立していることが条件である.

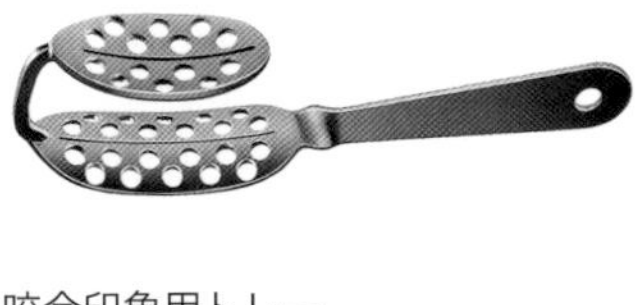
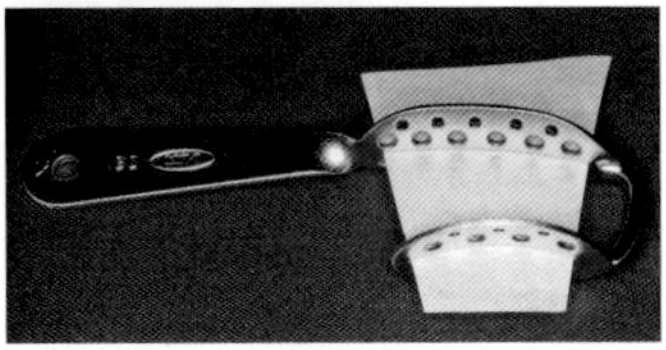

咬合印象用トレー
専用トレーにレーヨン紙を挿入して使用する.

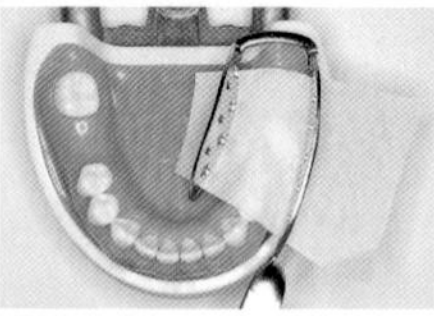

①専用トレーを歯列に試適

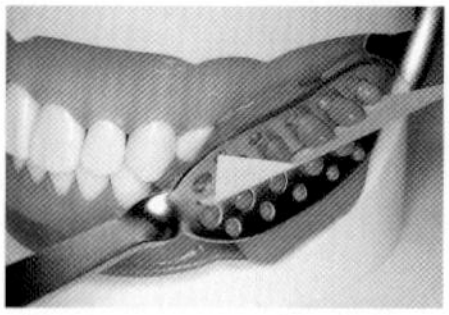

②シリコーンゴム印象材を用いて，咬頭嵌合位で上下顎同時に印象

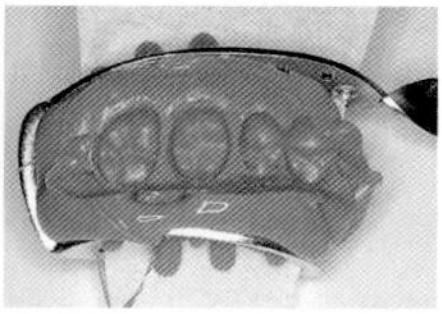

③撤去後の印象体

**CHECK!** 各印象法における使用材料と組み合わせ

・ハイドロコロイド印象材（寒天印象材，アルジネート印象材）：単一印象法，連合印象法
・シリコーンゴム印象材：単一印象法，連合印象法，二重同時印象法，個歯トレー印象法，咬合印象法

## E 印象後の処理（消毒方法）

### 1）流水による洗浄

まず，付着した唾液や血液などを十分に洗い流す．

### 2）消毒薬への浸漬

消毒薬には主に次の 2 つがある．

① 2〜3.5%グルタラールアルデヒドに 30〜60 分浸漬する．

② 0.1〜1%次亜塩素酸ナトリウム溶液に 15〜30 分浸漬する．

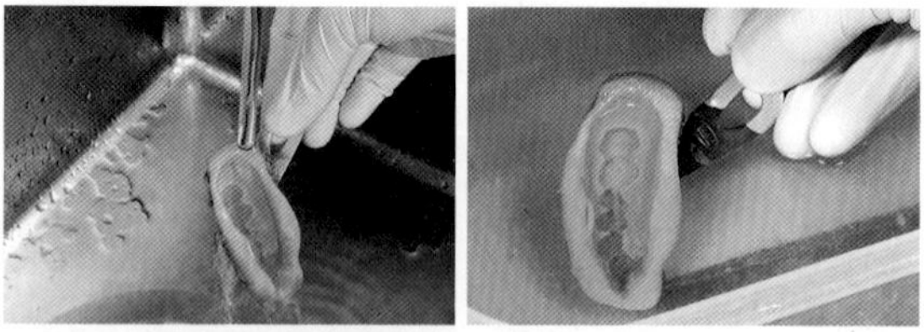

印象材の処理（洗浄と消毒）
印象採得後は，十分に流水で洗い流し，グルタラールアルデヒドまたは次亜塩素酸ナトリウム溶液に浸漬する．

# Ⅵ. 顎間関係の記録と情報伝達

## A 咬合採得の 3 ステージ

①頭蓋に対する上顎歯列の三次元的位置関係の記録

②上下顎歯列間の咬頭嵌合位における位置関係の決定と記録

③咬合器の顆路を決定するための偏心咬合位の記録

この 3 ステージを，診療目的や使用咬合器などから選択して行う．

## B 頭蓋に対する上顎歯列の三次元的位置関係の記録

主にフェイスボウを用いる．

### 1）基準点

(1) 前方基準点

咬合器ごとに異なるが，主に眼窩下点，鼻翼下縁，鼻下点などが一般的である．

(2) 後方基準点

・外耳道が一般的である（イヤーピース型）．

・耳珠上縁，外眼角などを参考に平均的顆頭点を利用することも多い．

➡耳珠上縁から 13 mm 前方，または外耳道上縁と外眼角を結んだ線上で外耳道上縁から 12 mm 前方で 5 mm 下方の点

・蝶番軸（下顎の回転運動の回転中心軸）（→ p.4 参照）

・全運動軸（矢状面内すべての下顎運動で上下的幅が最小となる回転軸）

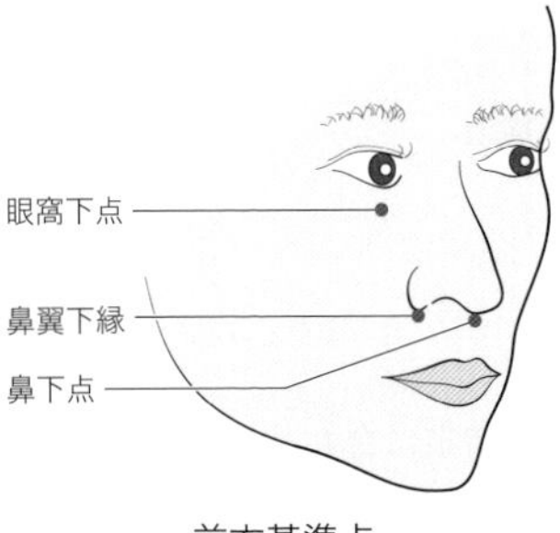


前方基準点

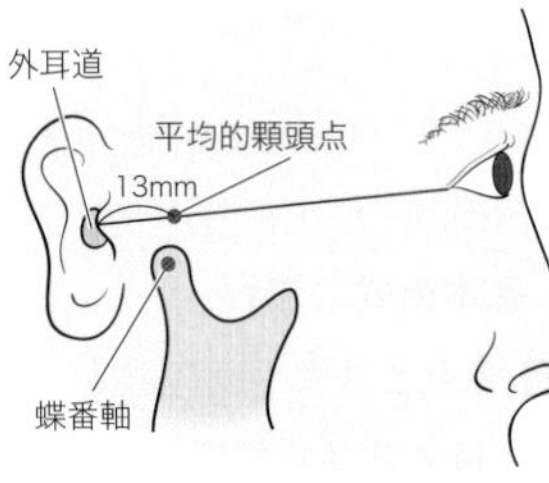


後方基準点

### 2）フェイスボウトランスファー

頭蓋に対する上顎歯列の位置関係を生体で記録し，咬合器に移すことである．

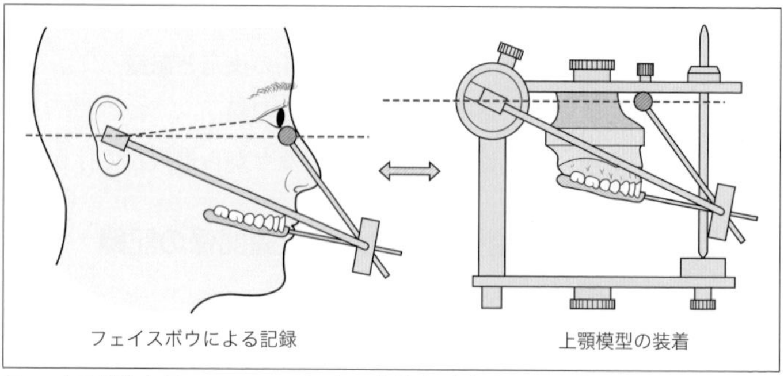


フェイスボウトランスファーによる生体と咬合器での関係図

（1）構成要素

本体フレーム，リファレンスポインター（前方基準点指示用），スライドバー（イヤーピース：後方基準点指示用），バイトフォーク

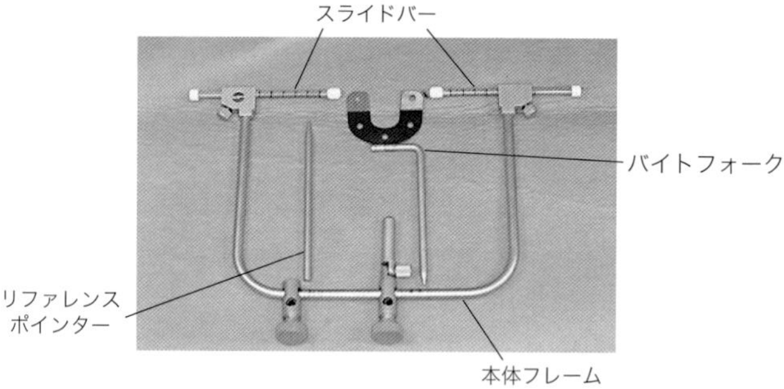


フェイスボウの構成

（2）基本術式の流れ

a）基準点と基準平面の設定

前・後方基準点を設定する（各咬合器の指定に合わせる）．

b）フェイスボウトランスファー

①バイトフォークにモデリングを巻き，軟化状態で上顎歯列咬合面を印記する．

②イヤーピースを左右外耳道（後方基準点）に挿入し，バイトフォークを連結する．

③リファレンスポインターを決められた前方基準点に合わせ，すべてのクランプのネジを締める．これにより生体側の記録が終了する．

④患者での採得時に顆頭間距離を測り（イヤーピースの数値），イヤーピースを外耳道から引き抜き，バイトフォークとともにフェイスボウを注意して撤去する．

⑤このデータ（左右後方基準点と前方基準点）を利用し，各咬合器の指示どおりに咬合器にセットし，キャストサポートを用いて上顎模型を咬合器に装着する．

フェイスボウトランスファーの手順

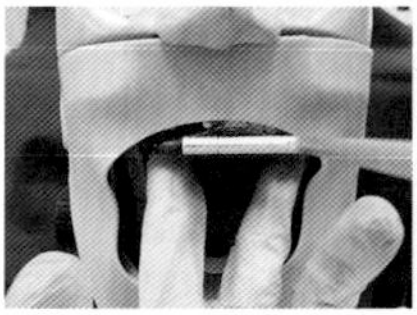
①バイトフォークによる上顎歯列採得

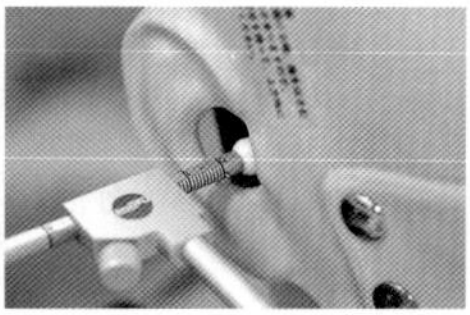
②イヤーピースタイプの後方基準点採得

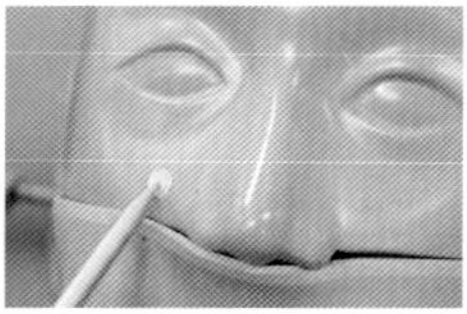
③前方基準点の採得

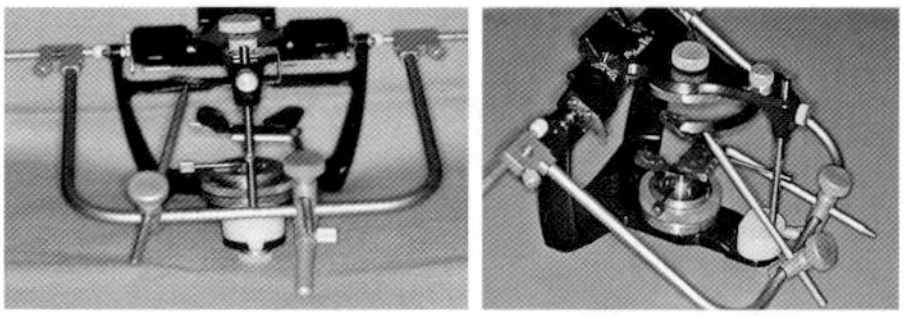
④フェイスボウを装着して，上顎模型装着準備

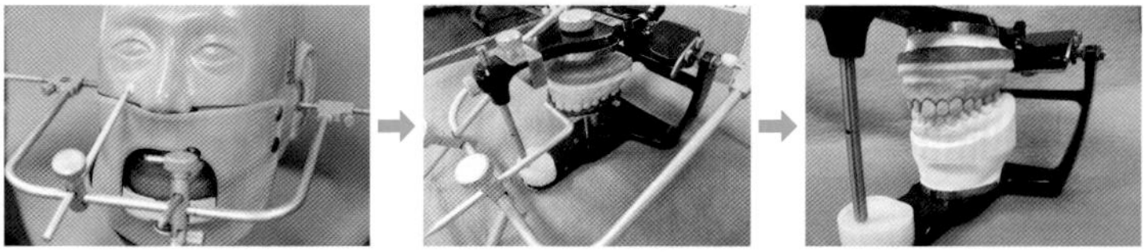
⑤フェイスボウトランスファー：上顎の位置を咬合器に移している．

## C 上下顎歯列間の咬頭嵌合位における位置関係決定と記録

### 1）上下顎が安定している場合：ワックス

・残存歯数が多く，最後方歯による咬合の安定がある場合

・ワックスバイトは確認のみで咬合器装着には介在させない.

・咬頭嵌合位で咬合器に装着する.



### 2）上下顎が片側で安定しない場合：シリコーンゴム，印象用石膏

・最後方歯の支台歯形成を行った際に支台歯の咬合面部に弾力性の少ない印象用石膏や付加型シリコーンゴムで咬合採得を行う.

・残存歯部分の咬頭嵌合位で咬合器に装着する.

### 3）上下顎が両側で安定しない場合：咬合床

・多数歯欠損を伴い，下顎位の決定が支台歯部分のみでは安定しない場合に，咬合床を使用し，咬頭嵌合位（または下顎最後退位）で咬合採得を行う.

・咬合床：基礎床とろう堤で製作する.

## D 咬合器の顆路を決定するための偏心咬合位の記録

咬合器の顆路調整のために下顎運動の一部を記録する.

①半調節性咬合器：チェックバイト法

②全調節性咬合器：パントグラフ法，チューイン法

### CHECK! 咬合器の分類

| 種類 | 咬合器 | 特徴 |
| --- | --- | --- |
| 非顆路型 | 自由運動咬合器 | 上下弓がスプリングで連結し，自由に動く． |
| | 蝶番咬合器<br>（平線咬合器） | 上下弓が蝶番運動し，開閉口運動のみ可能<br>咬頭嵌合位は再現できる． |
| | FGP 咬合器 | FGP テクニック用の咬合器<br>ツインステージオクルーダーとバーティキュレーターの 2 種類がある（→ p.95 参照）． |
| 顆路型 | 平均値咬合器 | 解剖学的平均値に固定された咬合器<br>ボンウィル（Bonwill）三角を基準としている．<br>上顎は咬合平面板で付着する．<br>矢状顆路傾斜角：30°，平衡側側方顆路角：15°，顆頭間距離：10 cm など |
| | 半調節性咬合器 | 平衡側顆路を調整可能<br>チェックバイトを用いて直線状に顆路を再現する．<br>上顎はフェイスボウにて装着する（咬合平面板も使用可能である）． |
| | 全調節性咬合器 | 作業側，平衡側ともに調整可能<br>パントグラフ，チューイン法にて曲線状に顆路を再現する．<br>顆頭間距離も調整可能<br>操作が煩雑である． |

## E 患者情報の記録・伝達

### 1）患者情報

（1）歯冠色調の選択（色調選択，シェードセレクション，シェードテイキング）

①視感比色法

・色見本（シェードガイド）を用いて，目で判断する方法である．

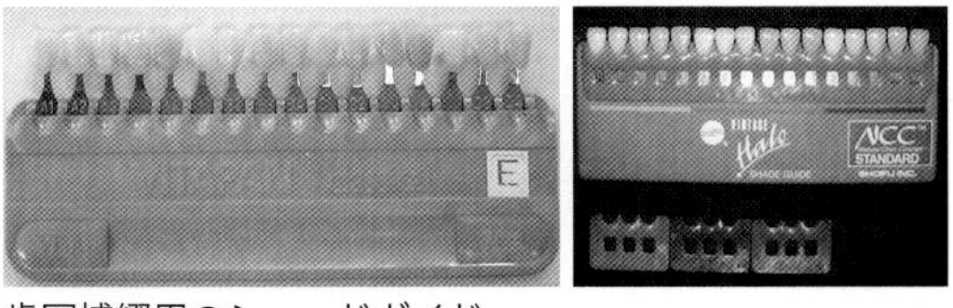


歯冠補綴用のシェードガイド
歯肉色も用意されており，より実際に近い採得ができる．

・シェードガイドは濡らして用いる.

・反対側同名歯や隣接歯を参考に，患者を含め複数人で時間をかけず行う.

・無影灯は用いず，正午過ぎの北側の窓からの光（自然光）で行うとよい.

・メタメリズム（条件等色）が起こりやすいため注意が必要である.

・必要に応じてデジタルカメラでのデータ採取も行う.

②測色機器による方法

・客観的な色調評価ができ，正確な色調選択が可能となる.

(2) 形態と機能

・技工指示書への適切で詳細な記載が重要である.

・プロビジョナルレストレーション，顔貌写真，口腔内写真を利用する.

・研究用模型で製作された診断用ワックスアップは患者の要望や歯科衛生士の清掃性の要望，歯科医師の要望が取り込める（→ p.13 参照）.

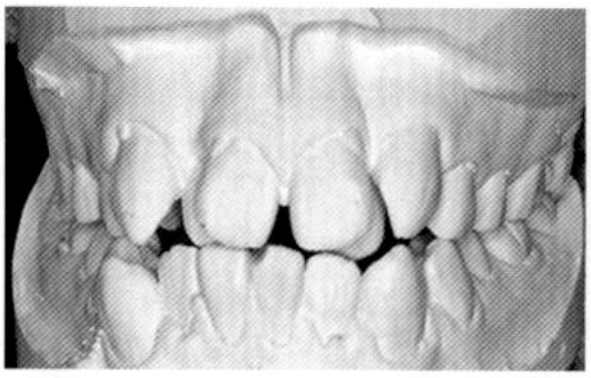

初診時

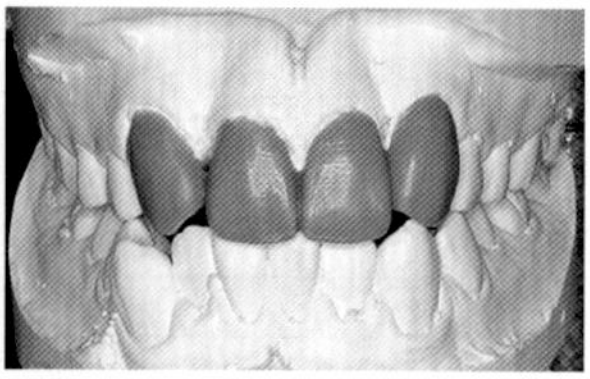

診断用ワックスアップ

## Ⅶ. 試適，装着

### A 口腔内試適

よくでる

歯間離開の検査基準　（草刈，1995 より一部改変）

| | コンタクトゲージ | 判定 |
|---|---|---|
| A | 50 μm 入らず | 不可 |
| B | 50 μm 入る　110 μm 入らず | 適正 |
| C | 110 μm 入る　150 μm 入らず | 注意 |
| D | 150 μm 入る | 不可 |

A：接触点強度に無理があり，歯の移動・傾斜が生じる可能性がある.
B：適正
C：長期間，隣接歯との接触関係が失われていた場合，歯周疾患により動揺度が強い場合，比較的高齢者の歯列などに観察される．歯冠形態，歯の相互的位置関係，咬合関係などを検討するべきである.
D：機能的な面から不適

口腔内試適の手順と使用器材





| 手順内容 | 内容 | 使用器材 |
|---|---|---|
| **1．隣接面接触関係** | 隣接面接触関係を調整．<br>コンタクトゲージ：50 μm〜110 μm に | コンタクトゲージ：50，110，150 μm<br>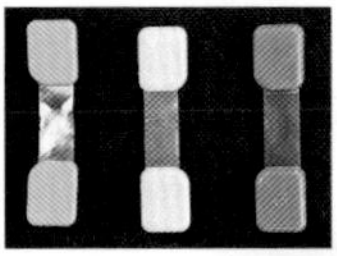<br>50 μm（緑）は挿入できて，110 μm（黄）は挿入できないのが適切！<br>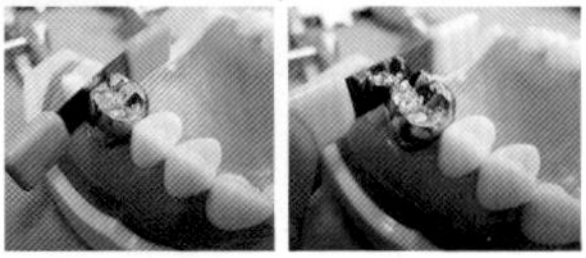 |
| | デンタルフロス：抵抗感あり，挿入可能 | デンタルフロス<br>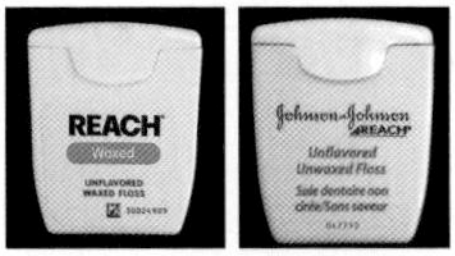<br> |
| | 咬合紙：抵抗あり，引き抜ける．接触点に色が付く． | 咬合紙：約 35 μm の厚み<br>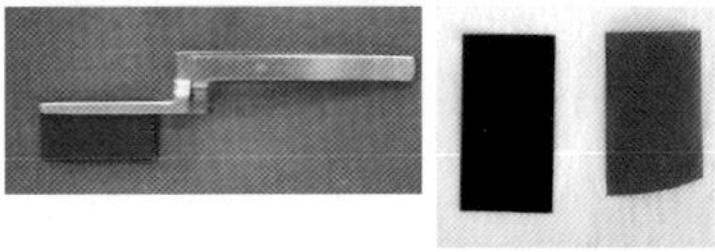 |
| **2．適合状態** | マージン部の適合確認：視診，探針<br>内面適合：フィットチェッカーなどの適合検査材 | 探針<br>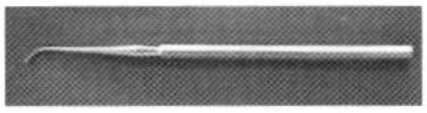<br>適合検査材（フィットチェッカー®）<br>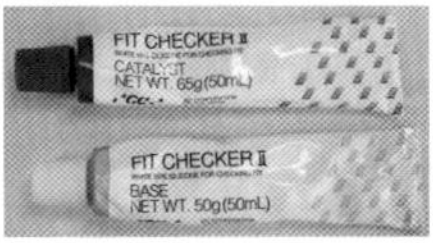<br> |
| **3．咬合状態** | | |
| **a．咬頭嵌合位** | 咬合紙による調整<br>触診：歯の振動を触知<br>患者の感覚 | 咬合紙：25〜35 μm の厚み<br>ストリップス：10 μm 程度<br>シリコーンゴム<br>ワックス |
| **b．偏心咬合位** | 患者の咬合様式確認<br>咬合紙で調整<br>触診<br>患者の感覚 | |

## CHECK!　咬合調整のポイント①

●咬頭嵌合位での調整方法（咬合紙と視診）

**1．試適前**：隣接歯など他の歯の咬合状態を確認する．
　最終的にクラウンを装着しても，この状態で他の歯も咬合できるようにする．

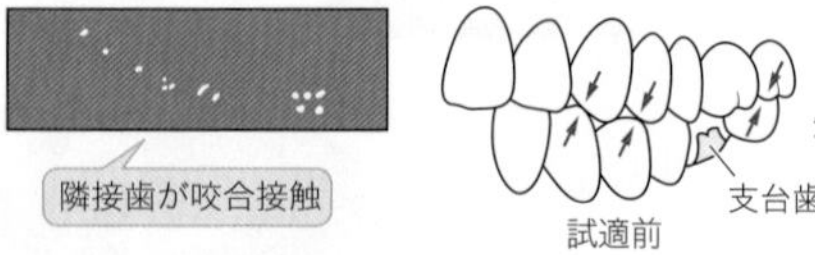


**2．試適**：（隣接面関係，咬合状態の調整終了後に）咬合状態を確認する．
①クラウンのみが咬合する場合➡他の歯も咬合するように調整する．
②クラウンのみが咬合しない場合➡再製作の可能性あり（下顎偏位がないかを確認）

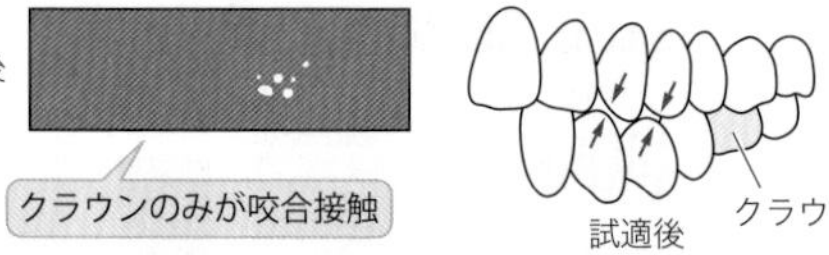


**3．調整**：1と2-①が重なる状態になるまで調整する．
　その後の調整には，ストリップスや患者の感覚も取り入れる．

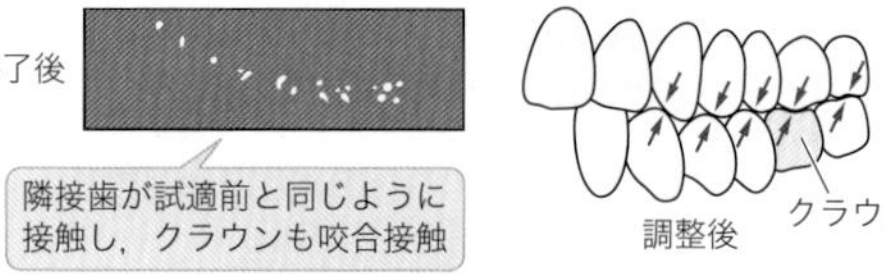

**CHECK!**　咬合調整のポイント②

●側方運動での調整方法

**1. 試適前**：ガイド様式を確認する（有歯顎では犬歯誘導またはグループファンクション）.

**2. 試適**：（隣接接触関係，適合状態の確認・調整や咬頭嵌合位調整終了後に）1 のガイドとの違いを確認して調整する.

①犬歯誘導：犬歯以外の接触がないようにする.

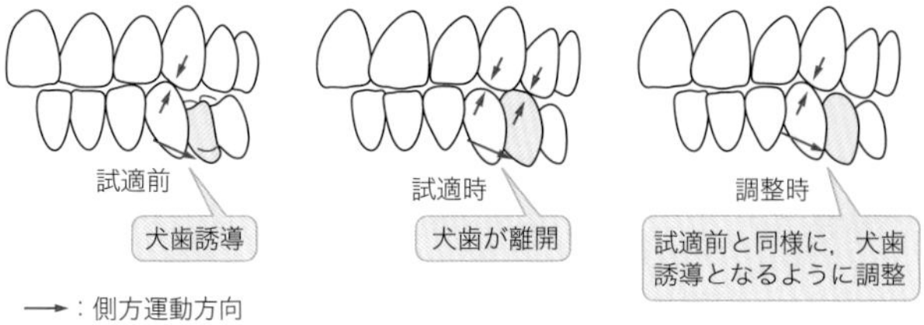


→：側方運動方向

②グループファンクション：ガイドする臼歯部までガイドさせる.

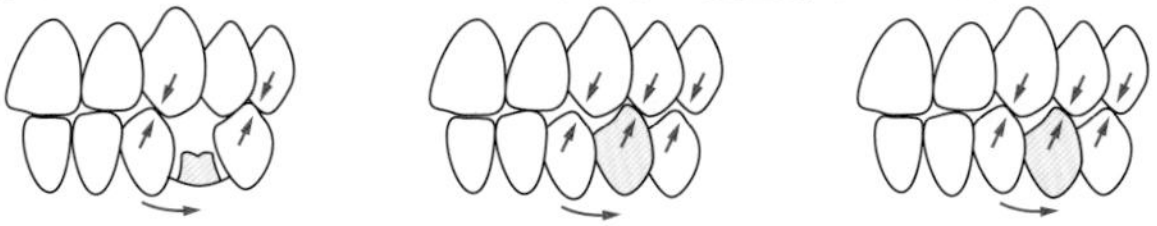

試適前：犬歯や臼歯部がガイドして左側運動していることを確認

試適時：クラウンのみが左側運動時に接触している．調整を行う

試適終了：犬歯以降のもともとガイドしていた歯とクラウンが調和してガイドしている

→：側方運動方向

## B 装着

### 1）装着時の注意

・歯冠補綴装置の装着時には，マージン部の適合が試適時と同じになっていることを確認する.

・装着時は試適と異なりセメントが介在するため，余剰セメントの流出が難しい場合は浮き上がる可能性があることに留意する.

・セメント流出が難しい状態

①支台歯高径が高い.

②テーパーが小さい.

③厚みのあるマージン形態（ショルダーなど）

④支台歯の面積が大きい.

⑤セメントの粉液比の誤り（粉が多い）

⑥歯冠補綴装置内面にセメントスペースが確保されていない.

## 2）装着の構成要素

| | |
|---|---|
| クラウンブリッジ | 金属，セラミックス，レジン |
| セメント | 合着材，接着材 |
| 支台歯 | 歯質（エナメル質，象牙質），金属コア，レジンコア |

## 3）合着材の種類

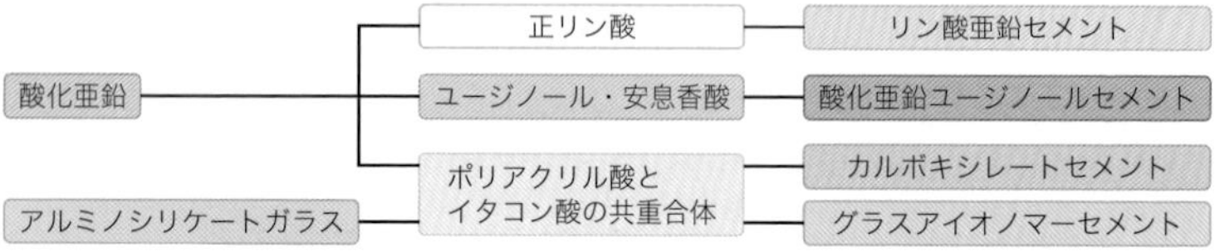


## 4）合着・接着機構

| 合着・接着機構 | セメント |
|---|---|
| 機械的嵌合力 | リン酸亜鉛セメント |
| キレート結合 | 酸化亜鉛ユージノールセメント，カルボキシレートセメント，グラスアイオノマーセメント，レジン添加型グラスアイオノマーセメント |
| レジンモノマー*の重合 | レジン系接着材料 |

*歯質，金属およびセラミックスへの接着性を示す.

**CHECK!** 最終補綴装置における仮着の必要性

・プロビジョナルレストレーションで不安要素（咬傷がある，機能に問題がある，試適時に隣接面接触状態が悪いなど）がある場合には，仮着して経過を確認する．これにより，機能や審美面，清掃性や咬合などの確認が行える.

・最終補綴装置は適合精度がよいため，被膜厚さの薄い仮着材を用いて装着し，余剰セメントはフロスなどを使用して完全に取り除く必要がある.

## 各種装着法のまとめ　よくでる



| | | 前処理法 | 使用機材・薬剤 |
|---|---|---|---|
| 支台歯 | エナメル質 | リン酸水溶液によるエッチングで微細凸凹をつくり，嵌合力を生じさせる.<br>➡機械的嵌合力主体 | リン酸水溶液 |
| | 象牙質 | 樹脂含浸層（hybrid layer）による接着 | プライマー：接着面前処理<br>ボンディング材：樹脂含浸層 |
| | 金属コア | 金属接着性プライマー処理 | 金属接着性プライマー |
| | レジン系コア | シランカップリング処理<br>（無機フィラーへの効果） | シランカップリング剤<br>（γ-MPTS） |
| クラウンブリッジ | 金属 | アルミナサンドブラスト処理<br>金属接着性プライマー<br>　貴金属合金：硫黄系<br>　非貴金属合金：リン酸，エステル系，カルボン酸系<br>スズ電析処理*（酸化膜形成） | サンドブラスト（アルミナ）<br><br>硫黄系（VBATDT，MY-6，MEPS）<br>リン酸エステル系（MDP）<br>カルボン酸系（MAC-10，4-META）<br>硫酸第一スズ |
| | セラミックス | サンドブラスト処理<br>●シリカ系セラミックス：フッ化水素酸処理によるエッチング処理も可，シランカップリング処理<br>●非シリカ系（酸化物系）セラミックス（ジルコニア）：MDP処理，トライボケミカル処理（シリカコーティングができる）してシランカップリング処理も可 | サンドブラスト，フッ化水素酸，シランカップリング剤（γ-MPTS），MDP |
| | レジン | アルミナサンドブラスト処理<br>シランカップリング処理（無機フィラーへの効果） | サンドブラスト（アルミナ）<br>シランカップリング剤（γ-MPTS） |

*これのみ技工での処理

## CHECK! 装着時の支台歯およびクラウン内面の処理（クラウン内面の材質別） よくでる

● 支台歯の表面処理

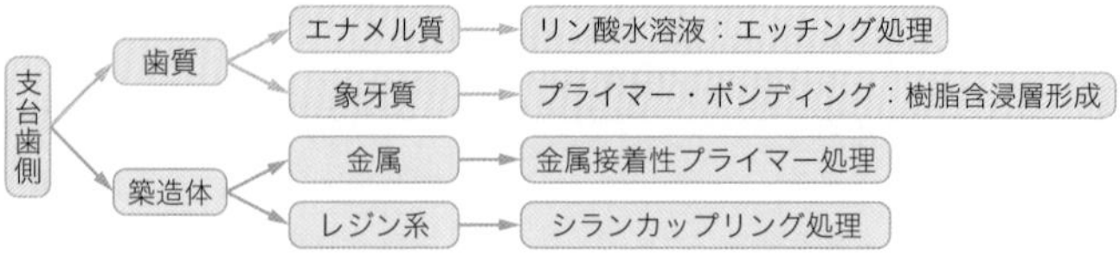


● クラウン内面の処理

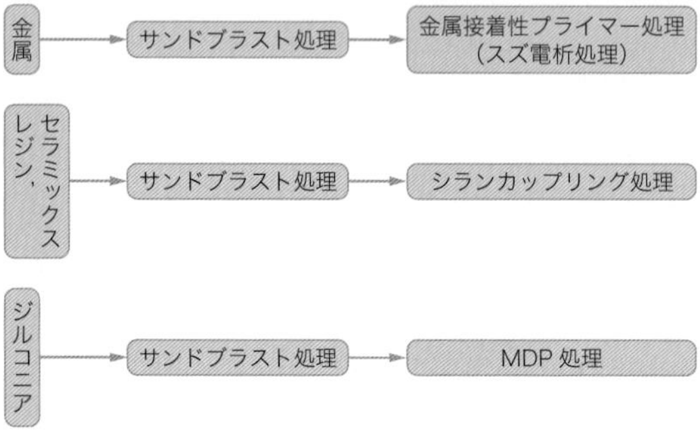

装着に用いるセメント

<table>
<tr><th colspan="2">セメント</th><th>成分など</th><th>特徴など</th></tr>
<tr><td colspan="2">リン酸亜鉛セメント</td><td>酸化亜鉛(粉), 正リン酸水溶液(液). ガラス練板と金属スパチュラを使用する.</td><td>練和直後は酸性のため生活歯では注意を要する.<br>硬化後も溶解性がある.</td></tr>
<tr><td colspan="2">グラスアイオノマーセメント</td><td>フッ化カルシウム含有アルミノシリケート(粉), ポリアクリル酸とイタコン酸共重合体水溶液(液)</td><td>熱膨張係数が歯質に近い.<br>フッ化物徐放性による歯質強化, 二次齲蝕予防が期待できる.</td></tr>
<tr><td colspan="2">レジン添加型グラスアイオノマーセメント</td><td>グラスアイオノマーセメントの液成分に水溶性レジン(HEMA)と多官能モノマーを添加している.</td><td>歯質接着性が高い.<br>水に溶解しにくい.</td></tr>
<tr><td colspan="2">カルボキシレートセメント</td><td>リン酸亜鉛と酸化マグネシウム(粉), ポリアクリル酸水溶液(液)</td><td>酸性だが刺激性は低い.</td></tr>
<tr><td colspan="2">酸化亜鉛ユージノールセメント</td><td>酸化亜鉛(粉), ユージノール(液)</td><td>歯髄鎮静・消炎作用がある.<br>レジンの重合阻害作用がある.</td></tr>
<tr><td rowspan="2">接着性セメント</td><td>MMA系レジンセメント</td><td>PMMA(粉), MMA(液).<br>トリ-n-ブチルボラン(TBB)によるMMAの重合反応で硬化する.</td><td>スーパーボンド(4-META)など</td></tr>
<tr><td>コンポジット系レジンセメント</td><td>フィラーと重合開始剤(粉), MDPなどのモノマー(液).<br>現在は光増感剤(カンファーキノン)入りの光硬化型やデュアルキュア型が多い.</td><td>MDP, 4-META など</td></tr>
</table>

**CHECK!** 接着性レジンセメントを用いるクラウンブリッジ

- レジンジャケット冠（部分被覆冠を含む）
- オールセラミッククラウン（部分被覆冠を含む）
- 高強度コンポジットレジンブリッジ
- ラミネートベニア
- 接着ブリッジ

# Ⅷ. 術後管理



## A 意義

長期に機能的，審美的性能を維持し，生体と調和させるために，患者自身のホームケアと定期検診によるプロフェッショナルケア（定期検査を含む）を行う必要性がある．

## B プラークコントロール

### 1）材料別の注意点

(1) 金属

表面に傷がつくと腐食しやすくなる．そこにプラークが付着してさらに腐食が進む悪循環となる．

(2) セラミックス

傷がつきにくい材質であるが，歯磨剤などの不適切な使用や鋭利なスケーラーにより光沢の喪失や破損の可能性がある．

(3) ハイブリッド型コンポジットレジン

歯磨剤によっては光沢が喪失し，不適切な研磨により材料の凸凹が大きくなり，汚れやすくなることがある．

### 2）注意すべき部位・形態

ブリッジの連結部，ポンティックの基底面，歯肉縁下マージンのプラークコントロールには特に注意する．

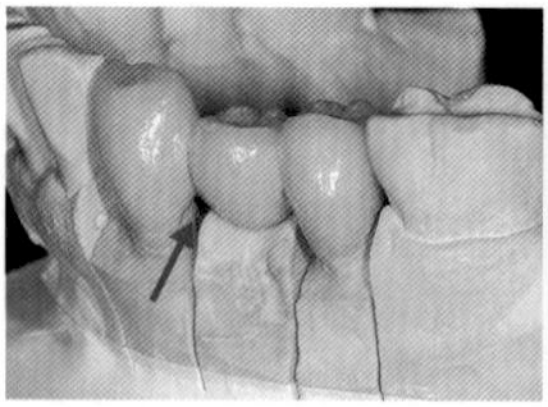

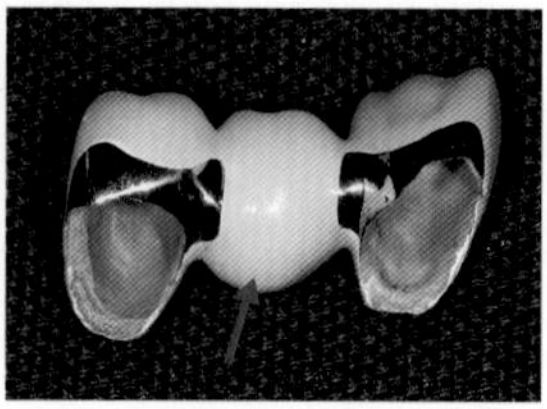

## C ホームケア よくでる

### 1）歯ブラシ

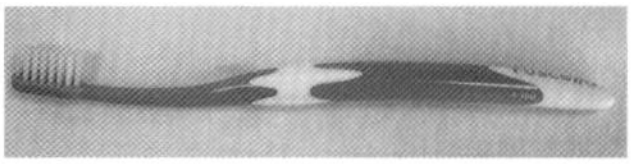

・基本の器具である.

・磨きにくい臼歯部ではヘッド幅が小さいものを用いる.

### 2）タフトブラシ

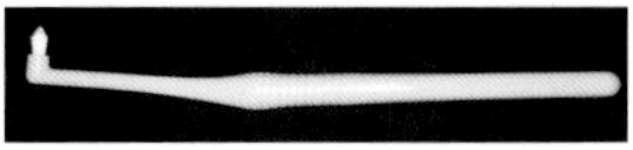

連結冠やブリッジ，歯間ブラシの使用が難しい歯間部や分岐部，後方歯舌面や遠心面に使用する.

### 3）歯間ブラシ

歯冠部隣接面，ブリッジの連結部，ポンティックの基底面の清掃に用いる．太さに注意して，清掃性と周囲組織への為害性のないものを選択する.

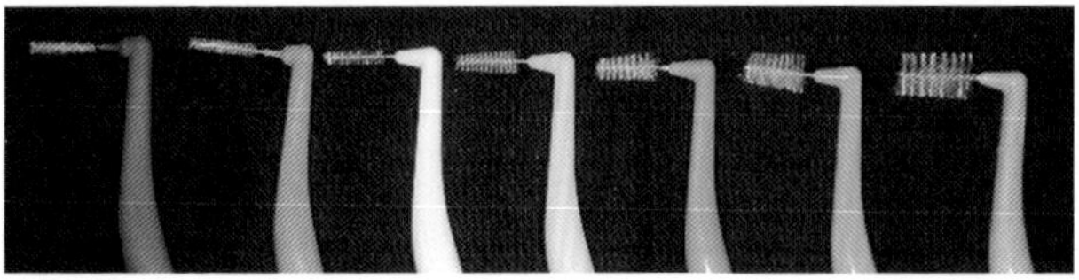

歯間ブラシ

### 4）デンタルフロス

・歯冠部隣接面，ブリッジ連結部やポンティックの基底面の清掃に使用する.

・ワックス付きはほぐれにくく切れにくいが，プラーク除去効率がアンワックス(ワックスなし)より劣る.

・連結部などに優れるスーパーフロスなどの種類もある.

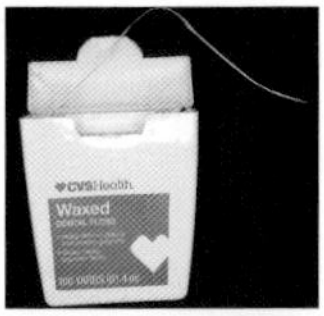


デンタルフロス

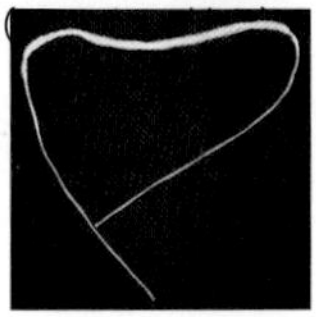

スーパーフロス

### 5）電動歯ブラシ

・高齢者や手の不自由な場合など，自力のブラッシングが難しい場合に有効である.

・回転式と音波振動式がある．音波振動式はバイオフィルム除去の際に表面を傷つける危険性が少ない．

## D プロフェッショナルケア

### 1）定期検診



・経時的に生体や補綴装置の状態，材質の変化が起こるため，全顎的な定期検診を行い，トラブルを防ぐとともに，ホームケアに反映させる．
・間隔は，3か月から1年程度のサイクルが一般的である．ただし，装着直後や，患者の全身状態，経過の状態などから頻繁に行うことも場合により必要である．

### 2）定期検査

定期検査での確認事項は以下のとおりである．

①咬合状態の確認

・安定した咬頭嵌合位が確保されているかを確認する．
・早期接触や咬頭干渉があると，金属冠ではシャインスポット（咬耗し滑沢になった面）が認められる．セラミックスなどでは破折や顎口腔系に影響するため重要である．

②二次齲蝕と歯肉退縮

③着色・変色

④表面の傷や破折

⑤脱離・脱落

⑥支台歯の破折

Chapter 4

# 技工操作

Check Point

・作業用模型について理解する.
・ワックスパターンの特徴を理解する.
・埋没，鋳造，研磨およびろう付けの特徴を理解する.
・CAD/CAM の流れを理解する.



## I．作業用模型

### A 歯型可撤式模型

#### 1）分割あり

(1) 利点

・位置関係を変えずに歯型を出し入れできる.
・歯型を外せるため，隣接面の操作が容易である.

(2) 欠点

・トリミングで辺縁歯肉形態が失われる.
・歯型の浮き上がりが生じやすい.

低いクラウンとなりやすい！

(3) 特徴

・ダウエルピン，ダイロックトレーを用いる方法で，一般的である.
・歯肉形態を保持するためにガム模型（人工歯肉付模型）がある.

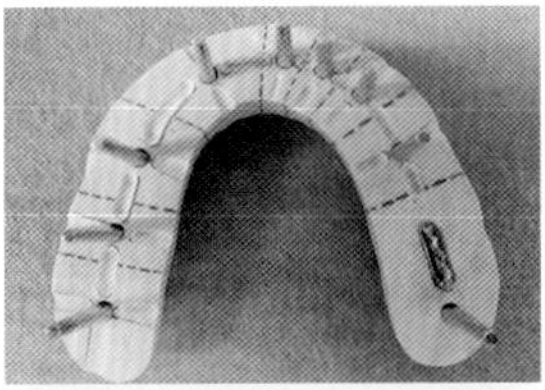

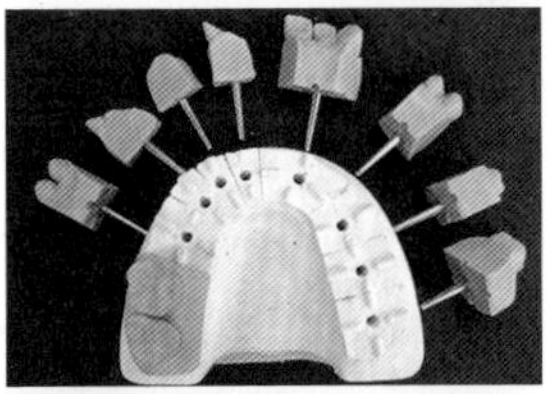

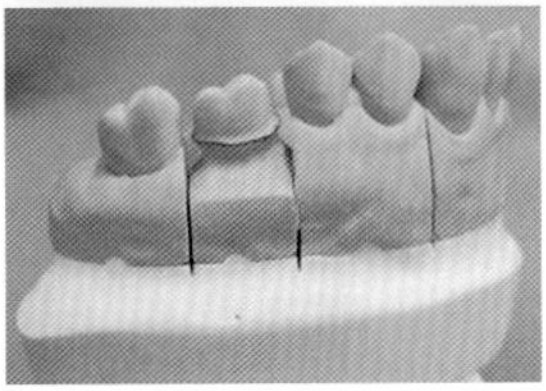

### 2）分割なし

（1）利点

・位置関係を変えずに歯型を出し入れできる.

・歯型を外せるため，隣接面の操作が容易である.

・辺縁歯肉形態が残る.

（2）欠点

・歯型の浮き上がりが生じやすい.

・製作が煩雑である.

（3）特徴

・ダウエルピンなどが不要である.

・印象面に2度石膏注入が必要なため，シリコーンゴム印象が用いられる.

・最近は3Dプリンターにより製作が容易になっている.

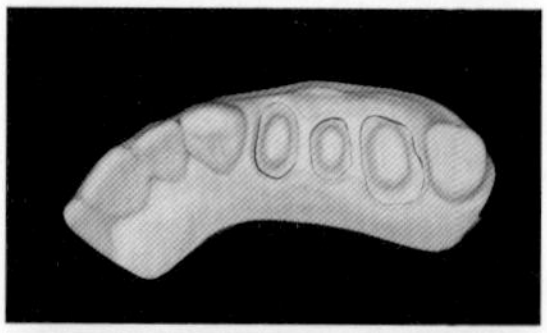

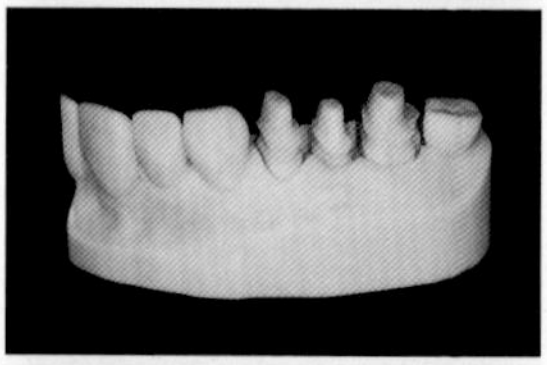

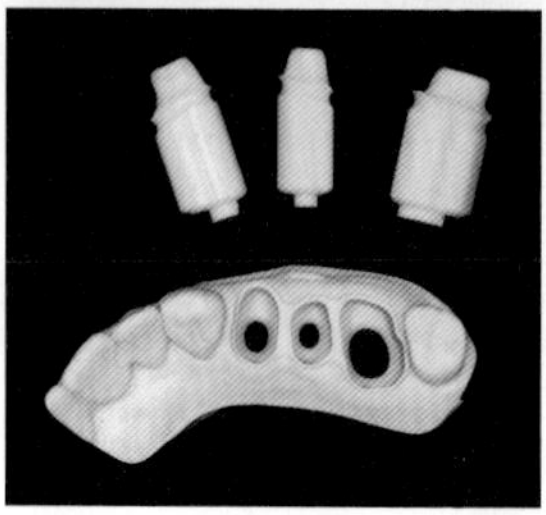

**CHECK!** ガム模型

①歯型可撤式模型のみに使用する（辺縁歯肉形態の回復をシリコーンで行う）.
②カントゥア（→ p.90 参照）の適正化に役立つ.
③エマージェンスプロファイル（→ p.90 参照）形態の検討に役立つ.
④下部鼓形空隙の形態付与に役立つ.

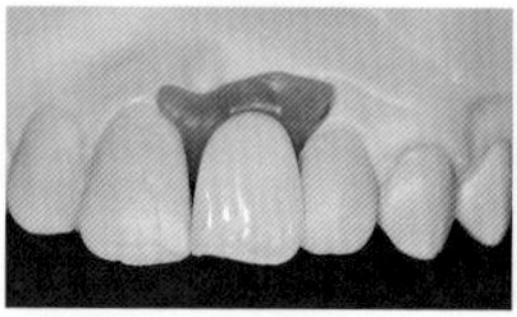

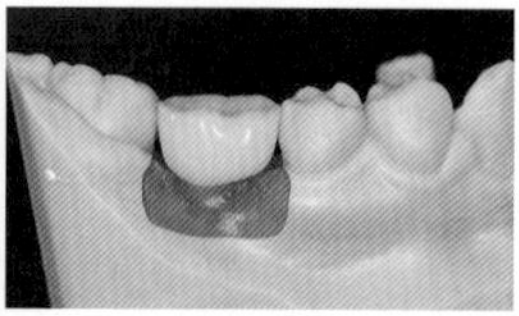

## B 副歯型式模型

### 1）利点

歯型の位置の変化がない．

⇒ずれが生じにくい．

### 2）欠点

・操作が煩雑である．

・固着歯型と副歯型とでワックスアップを行うため，内面の適合が甘くなりやすい．

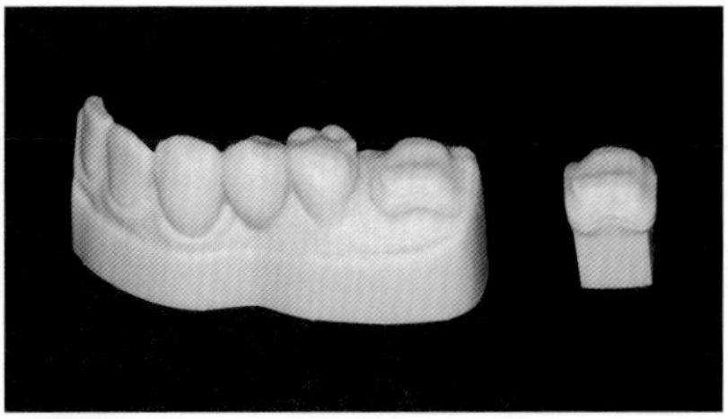

歯列模型（左）と副歯型（右）



### 3）特徴

・固着歯型と副歯型の２つの歯型がある．

・固着歯型で軸面と咬合面をつくる．

・副歯型で隣接面やマージンを修正する．

## C 歯型固着式模型

### 1）利点

・歯型の位置が変化しない．

・製作が簡単である．

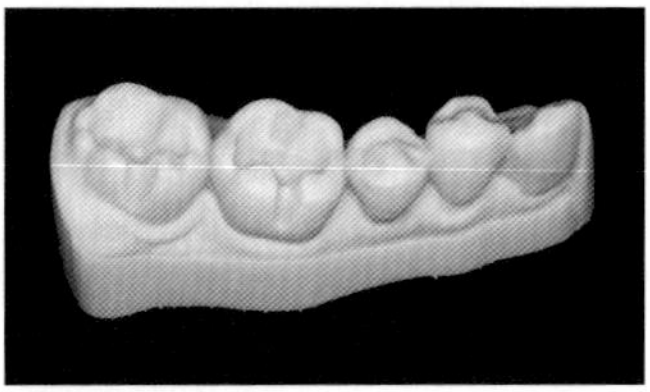

歯型固着式模型

### 2）欠点

・歯型の着脱ができない．

・隣接面やマージン部の作業が困難である．

・クラウンの製作には利用できない．

### 3）特徴

・通常の模型と同じ形態である．

・１級インレーに適応される．

## CHECK! カントゥアとエマージェンスプロファイル

**①カントゥア**：頬・舌側面における豊隆形態のこと

・ノーマルカントゥア：適正な豊隆のもの

・オーバーカントゥア：大きく張り出したもの

・アンダーカントゥア：張り出しが小さく，ストレートに近いもの

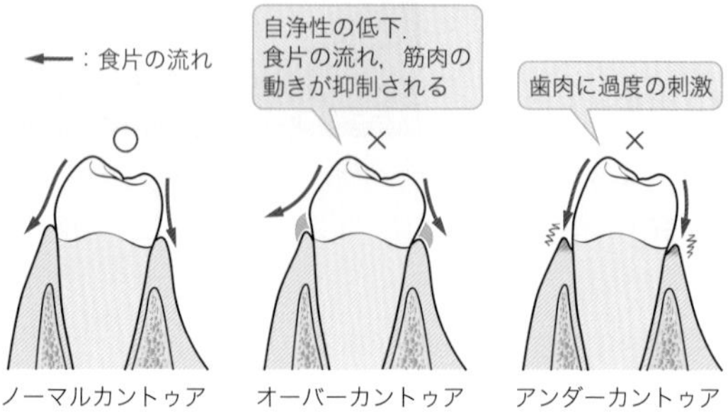


**②エマージェンスプロファイル**

・歯肉縁相当部の補綴装置の歯頸部の立ち上がり形態のことで，サブジンジバルカントゥア（マージン〜歯肉縁下部の豊隆）と，スープラジンジバルカントゥア（歯肉縁上部の豊隆）の２つからなるＳ字状の形態を指す.

・この形態が適正であると辺縁歯肉をサポートし，プラークの侵入も抑制できるため，歯肉の健康を保持できる．最終補綴装置だけでなくプロビジョナルレストレーションの時より付与する.

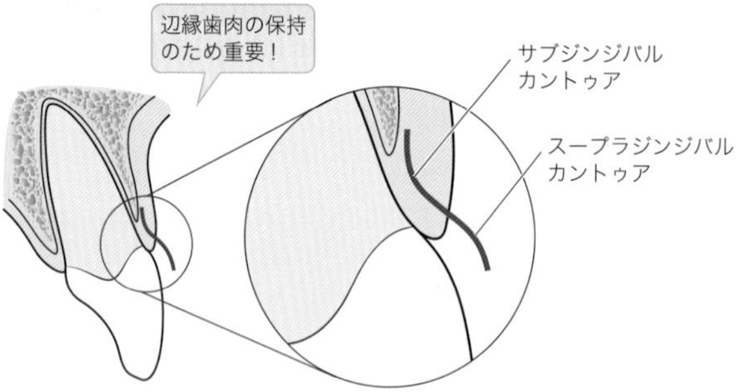

# Ⅱ. ワックスパターン(ろう型)形成(ワックスアップ)

## A ワックスパターンの要件 (p.17 を満たすように製作する)

### 1) 咬合面

歯列との調和をはかる.

⇒咬合調整や咬頭干渉, 咬合干渉などに関わる.

### 2) 頬舌面

カントゥアを適正にして辺縁歯肉を含めた歯周組織保全をはかる.

### 3) 歯頸部辺縁

マージン部の適合が大切である.

⇒齲蝕や審美障害に関わる.

### 4) 隣接面

(1) 隣接面接触関係

・接触点を中心に上・下・頬・舌部に鼓形空隙が存在する.

・周囲の歯との辺縁隆線の一致も重要である.

(2) 隣接面接触点の位置と形態 よくでる

| | 唇・頬舌的 | 上下的 | 形態 |
|---|---|---|---|
| 前歯部<br>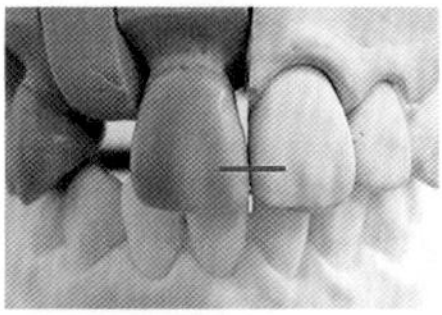 | 中央 | 切縁側<br>1/3〜1/5 | 上下的に<br>楕円形 |
| 臼歯部<br>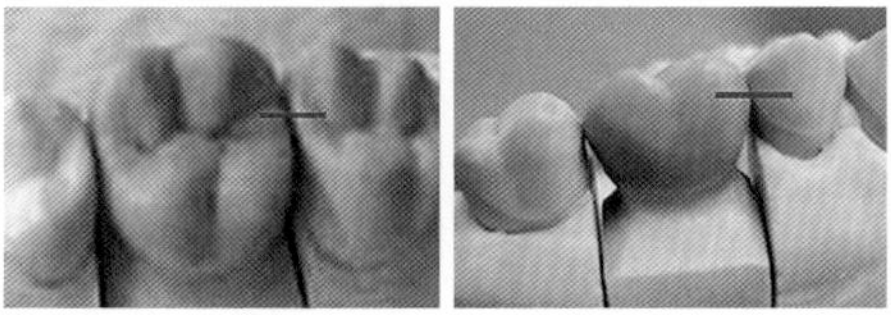 | 頬側<br>1/3〜<br>中央 | 咬合面側<br>1/3〜1/4 | 頬舌的に<br>楕円形 |

**CHECK!** 適切な接触点の位置関係

前歯部：唇舌的には中央，上下的には切縁側 1/3〜1/5
臼歯部：頬舌的には 1/3〜中央，上下的には咬合面側 1/3〜1/4

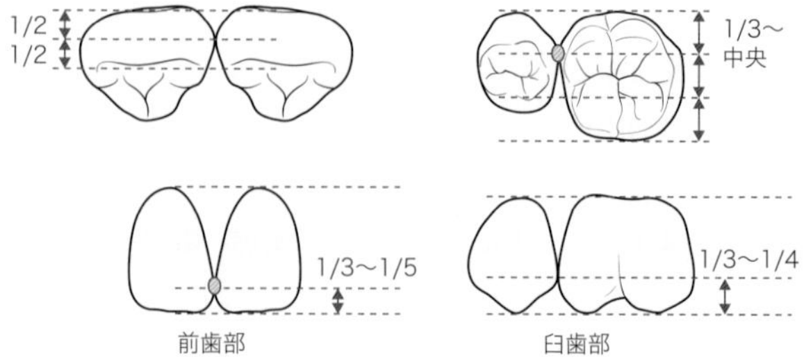


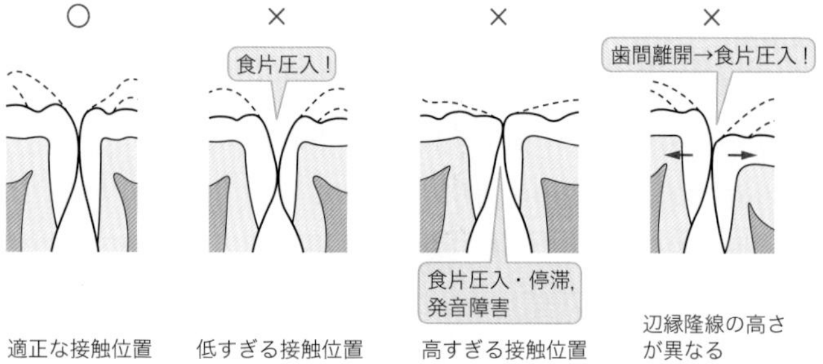


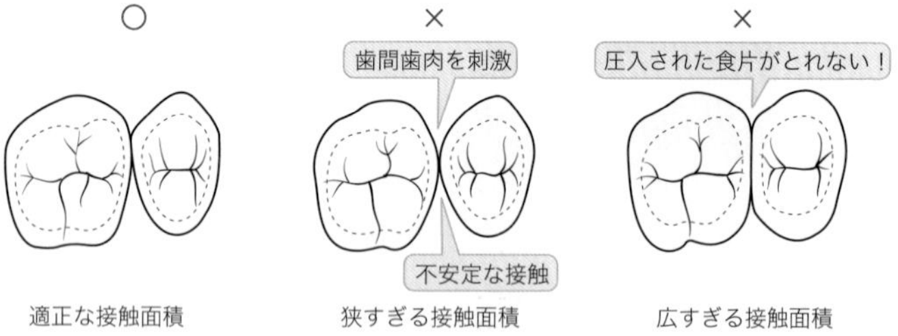


### (3) 隣接面接触の強さ

適正な強さに調整する（50 μm のコンタクトゲージが入り 110 μm が入らない程度）（→ p.76 参照）．隣接面接触の強さが適正でないと食片圧入などが生じやすく，また自浄性の低下や歯列の乱れを生じることがある．

## B ワックスパターン形成（ワックスアップ）の種類と特徴

| 形成法 | 利点 | 欠点 | 方法 |
|---|---|---|---|
| **圧接法**<br>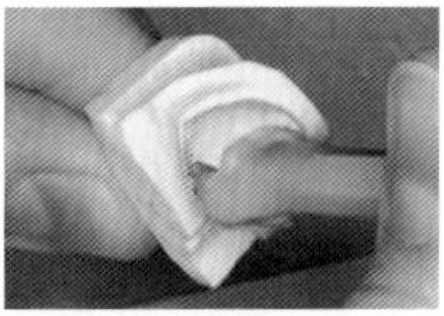 | 収縮変化が一番少なく寸法精度がよい． | 操作が難しい．<br>内面にしわが生じやすい． | ワックスを軟化して歯型に圧接してから彫刻する．<br>完全硬化まで圧接する． |
| **浸漬法**<br>（ディッピング法）<br>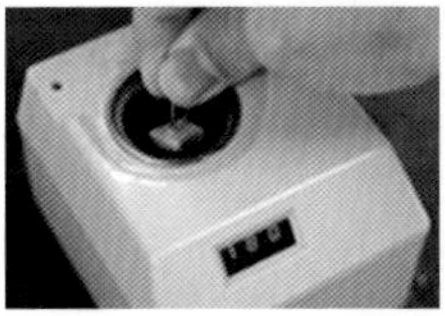 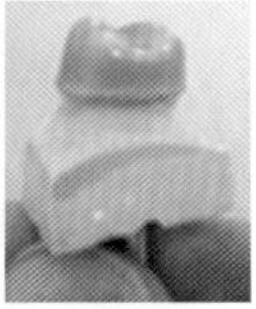 | 操作が簡単<br>内面がきれいにできる． | 硬化時の収縮が一番大きい． | 溶かしたワックスに歯型を浸して盛り上げてから彫刻する． |
| **盛り上げ法**<br>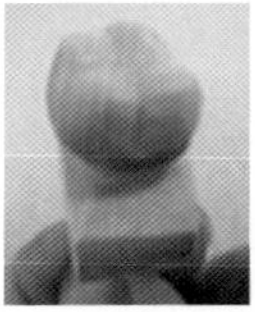 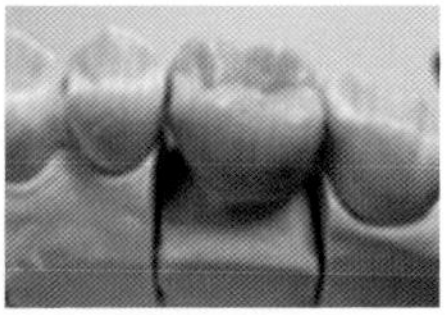 | 操作が容易<br>収縮を小さくできる． | 少量ずつの盛り上げとなる．<br>内面にしわが生じることがある． | 少量ずつ歯型にワックスを溶かして盛り上げてから，彫刻する． |
| **ドロップオンテクニック**<br>（ワックスコーンテクニック）<br>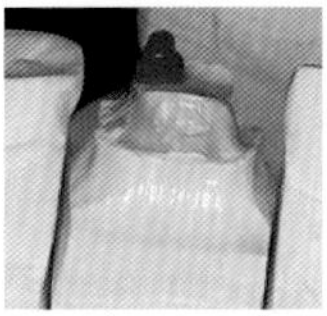 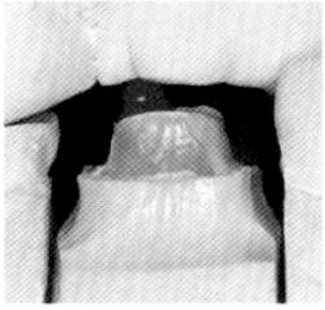 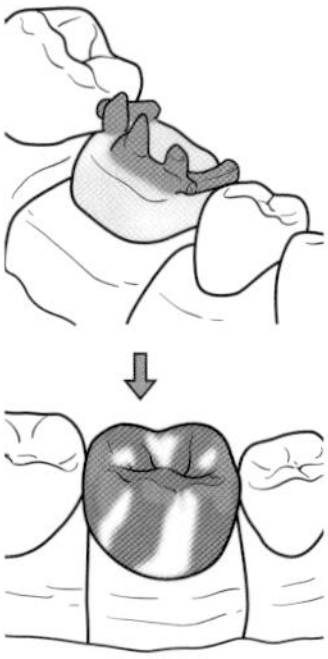 | 機能的咬合面を形成しやすい．<br>変形が少ない． | 少量ずつの盛り上げとなる．<br>内面にしわが生じることがある． | 最初に咬頭の位置と高さを円錐形に盛り上げて製作する．<br>全顎的な大型補綴装置に用いる． |

## CHECK! 前装冠の前装部維持機構

**①レジン前装冠**

・接着の主体：機械的嵌合力
⇒ リテンションビーズなど

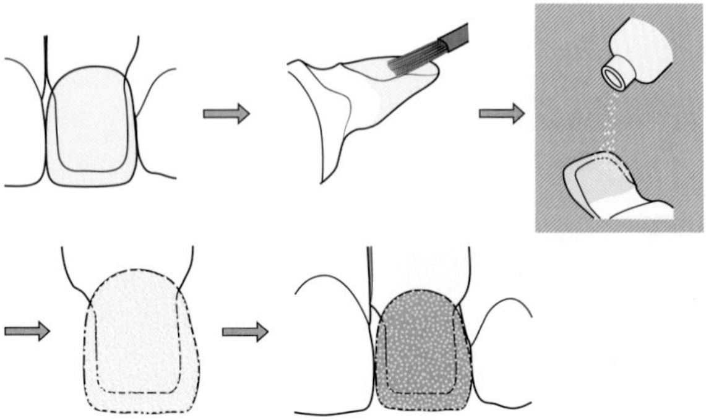

・補助的作用：接着促進物質の使用（化学的作用）
⇒ 金属接着性プライマーの塗布（機能性モノマーが添加されている）
貴金属：官能基がチオキソ基（=S）
メルカプト基（-SH）
非貴金属：二価リン酸基
［$-OP(=O)(OH)_2$］などの酸性官能基
これらのモノマーが，金属とその上に塗布されるオペークレジンとの接着を成立させる．

**②陶材焼付冠**

・接着の主体：化学的結合（50％）
⇒ 金属表面酸化膜（金属のインジウム，スズによる酸化膜が陶材（の酸素原子と）のぬれ性を高め，共有結合が起こる）
貴金属合金：酸化インジウム（$In_2O_3$）や酸化スズ（$SnO_2$）を主とした薄く緻密な酸化膜層を形成
非貴金属合金：酸化クロム（$Cr_2O_3$）などの厚い酸化膜層を形成 ⇒ 焼付強さが低い ⇒ そのためディギャッシングを行う（→ p.41 参照）．
・その他の維持力：機械的嵌合力，圧縮応力による結合（陶材＜金属という熱膨張係数によるもの） など

## コラム：FGP テクニック (functionally generated path technique)

**1）目的**

下顎の機能運動に調和した咬合面形態を備える補綴装置を製作する.

**2）特徴**

①対合歯の機能運動路から得られる機能的模型(機能コア, ファンクショナルコア)と解剖学的模型の 2 つの対合模型でワックスアップを行う.

②チェックバイトのような特殊な装置がなくても下顎運動を再現できる.

③使用咬合器は非顆路型のツインステージオクルーダー，バーティキュレーター(FGP 咬合器)

**3）適応症**

①咬頭嵌合位が安定している.

②顎関節および下顎運動が正常である.

③少数歯歯冠補綴装置を製作する場合

④グループファンクションの場合

犬歯誘導咬合は不適応！もし適応すると咬頭が歯列より明らかに高くなる

**4）手順**

① FGP テーブルを試適し，ワックスを盛る.

②下顎運動を行い，対合歯の咬合面の形態をワックスに印記させる.

③ワックス表面の形態を石膏にて採得する（機能コアとなる).

④ FGP 咬合器にて，機能的模型，解剖学的模型を交互に咬合させ，ワックスに咬合面を付与する.

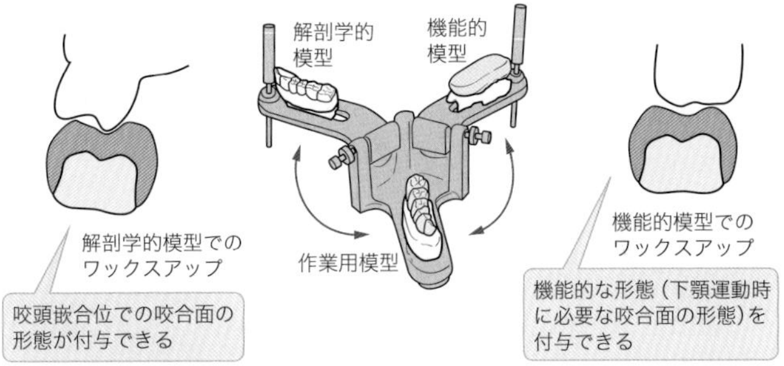


顆路型と違い，咬合器を滑走させずに蝶番運動させるだけで，咬頭嵌合位では咬合が確立し，下顎運動時には調和した咬合面形態を付与することができる.

**CHECK!** リムーバルノブ（リムーバルリング）

・補綴装置撤去用のノブ(またはリング)
・一般的に，下部鼓形空隙の隅角部でマージンより少し上に付与し，装着直前に除去する．
・フロスなどを巻くことにより，誤嚥防止にも役立つ．

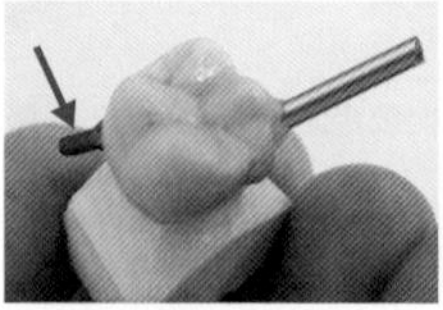

ワックスアップ終了後に付与する

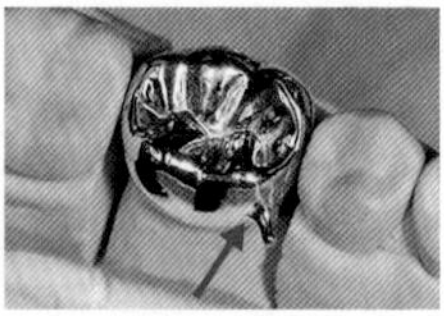

装着直前まで残す



## Ⅲ．埋没，鋳造，研磨，ろう付け

### A 埋没

#### 1）埋没前準備

(1) スプルーの植立

・ワックスパターンの非機能咬頭外斜面で厚い部分に付与する．
・金属線（中空のものもあり）やワックスで製作する．
・ワックスパターンが鋳造リング中央に位置するようにする．
・鋳造リングの底との距離を確保する．
・湯の流れがよい方向にする．
・太く短くする．

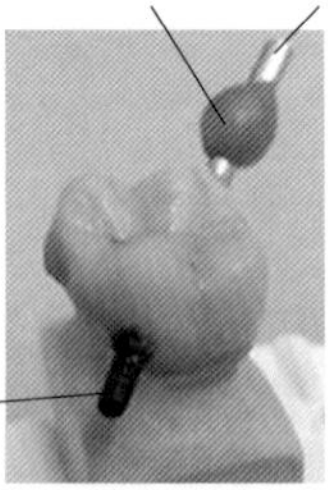


(2) 湯だまり

・スプルーが細いときに付与する．
・ワックスパターンから1mm程度離して，ワックスパターンの厚い部分より大きい直径のワックスによる球体を付与する．
・鋳巣（→ p.102 参照）を防止する（湯だまりが最後に凝固するため）．

(3) 界面活性剤

ワックスと埋没材のぬれ性向上のために塗布する（気泡防止作用）.

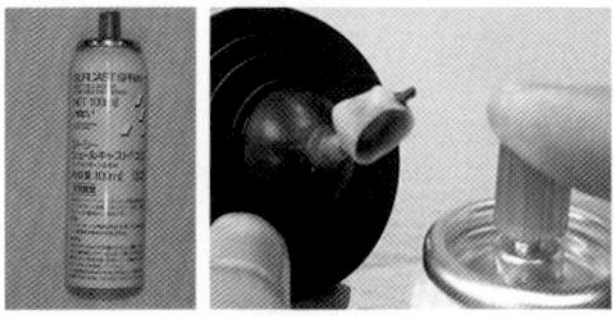

界面活性剤

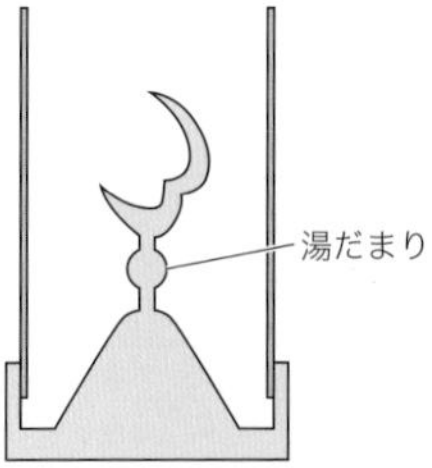


鋳造リングとの位置



(4) エアベント

・通気性の悪い埋没材（リン酸塩系など）に用いる空気の抜け道

・鋳造欠陥（背圧多孔，なめられなど）の防止（→ p.102 参照）

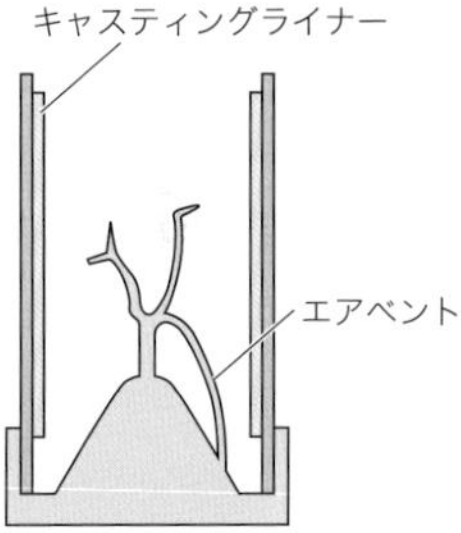


(5) キャスティングライナー

・埋没材の膨張の自由化，他に保温効果や掘り出しの容易化などを目的に鋳造リング内面に裏装する.

・主にセラミックファイバーが用いられる.

キャスティングライナーまで行い埋没前準備完了！

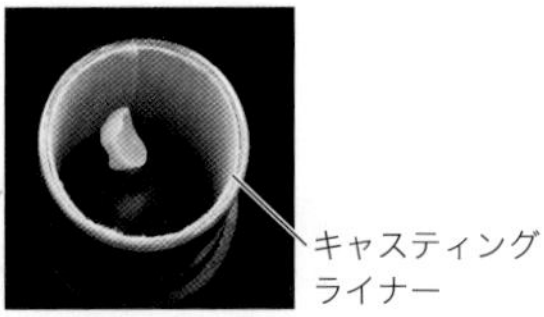


**CHECK!** 埋没までのワックスパターンの扱い

①埋没直前まで歯型に置く➡ワックス操作で生じた応力緩和
②温度変化を与えない➡ワックスパターンの変形防止

## 2）埋没材

結合材と耐火材（シリカ）が主成分．主に結合材の種類で分類される．

| 埋没材の種類 | 石膏系埋没材 | | リン酸塩系埋没材 |
|---|---|---|---|
| | 石英埋没材 | クリストバライト埋没材 | |
| 結合材 | α石膏 | | リン酸塩，金属酸化物 |
| 耐火材 | 石英 | クリストバライト | クリストバライト，石英 |
| 加熱膨張<br>（温度や膨張率など） | 573〜575℃<br>0.8〜1.0% | 220〜273℃<br>1.2〜1.4% | 水のみ：1%<br>コロイダルシリカ：2% |
| 特徴など | 結合材が石膏のため，融点が1,000℃を超える金属は使用できない． | | 通気性が悪く，エアベントを付与する必要がある．強度がありリングレス鋳造が可能． |
| 使用金属 | 低融銀合金，<br>ろう付け用埋没材 | 金合金，白金加金，<br>金銀パラジウム合金 | 陶材焼付用金合金，<br>コバルトクロム合金 |

## 3）埋没操作〜鋳造前までの準備

（1）埋没材の練和と注入

・適正な混水比で真空練和にて練和を行う．その際，使用する水は常温とし，ワックスパターンの温度変化を防ぐ．

・その後，二重埋没（ワックスパターンに埋没材を塗布する一次埋没と鋳造リングに注入する二次埋没）で気泡に注意して注入する．

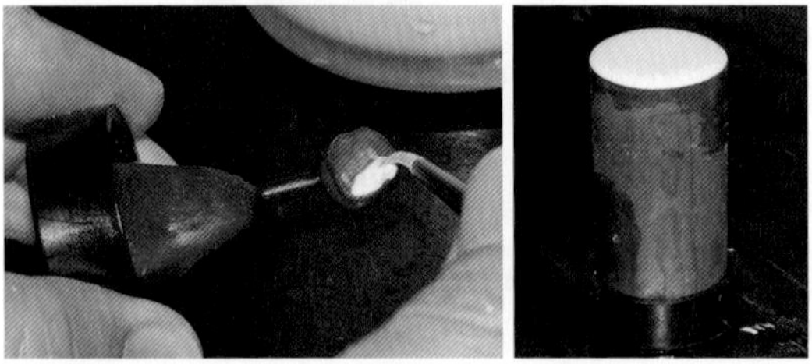

埋没

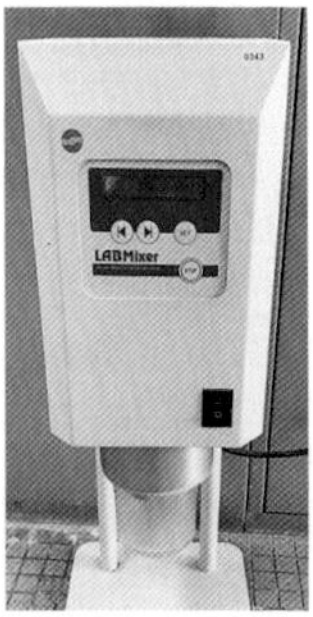


真空練和器

（2）埋没材の準備〜加熱

・硬化後に，円錐台を外して周囲と底面を整え，スプルーを除去した後，乾燥する．

・その後，埋没材の加熱を行い，加熱膨張を十分に得るようにする．

## B 鋳造

### 1）鋳造用金属

| 金属 | 特徴 |
|---|---|
| 鋳造用金合金 | ADA 規格で 4 種類ある．クラウンブリッジではタイプ 2，3 を主に用いる．<br>他に，金-チタン合金（Au-1.6wt% Ti 合金）は熱処理で金合金と同じ性質を得られる．<br>白金加金は銅の代わりに白金を加えたもので，タイプ 4 程度の性質をもつ． |
| 金銀パラジウム合金 | 主成分は銀（40〜60%）の貴金属合金．他に金 12%以上，パラジウム 20%以上，銅 10〜15%が含まれる．<br>融点は 930〜990℃で銅含有より硬化熱処理が可能．<br>鋳造収縮は 1.55%ほどである． |
| 銀合金 | 銀の含有が 60%以上で，融点は 600〜700℃の低溶融合金である．硬化熱処理は不可能で，クラウンブリッジでは支台築造の金属で用いることがある． |
| 陶材焼付用金属 | 陶材焼成温度＜溶融温度（後で陶材を焼付けるため）<br>陶材に近似した熱膨張係数をもつ．<br>①貴金属系陶材焼付用合金：金，白金が多く含まれる<br>陶材と化学結合する元素が添加されている．<br>⇒スズ，インジウム，鉄など酸化膜の表面形成のため<br>融点は 1,150〜1,300℃<br>埋没はリン酸塩系埋没材<br>②非貴金属合金：ニッケルクロム，コバルトクロム，チタンなどで金，白金は含まれない合金 |
| その他 | ニッケルクロム合金が以前はあったが，融点が高く鋳造収縮が大きく，アレルギーなどの問題から使用は減少している．<br>現在はチタン（純チタンやチタン合金）が生体親和性などから用いられているが，融点が高く製作性に問題がある．<br>⇒ CAD/CAM で製作するようになってきている． |

### 2）金属溶融（ブローパイプ）

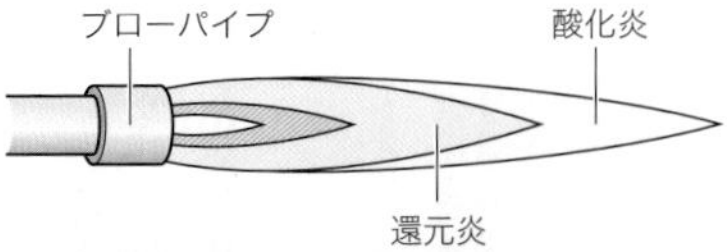


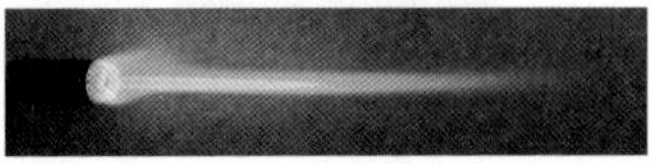

還元炎にて金属を溶かす．

①ガス＋空気：〜1,100℃（金合金や金銀パラジウム合金）

②ガス＋酸素：〜1,500℃（陶材焼付用金合金）

### 3）フラックス

（1）目的

①酸化物の除去➡溶湯表面を覆い，酸化を防止

②ガスの侵入を防止し，ピンホール（→ p.102 参照）の発生を防止

③低沸点成分の蒸発防止，精練作用

つまり，金属より低い温度で溶け流れることが必要！

（2）成分

①金合金，金銀パラジウム合金➡ホウ砂

②低溶融銀合金　　➡ホウ砂＋ホウフッ化カリウム

フラックスは金属の性状にはまったく関与しない！



### 4）鋳造法

鋳造圧により3種類に分けられる．

（1）加圧鋳造法

・湯（溶融金属）周囲の圧を高めることで鋳型へ送り込む方法

・圧縮ガス圧を用いるのが一般的

（2）遠心鋳造法

・湯を遠心力で鋳型に送り込む方法

・回転方法が縦と横の2種類

（3）吸引鋳造法

・鋳型内部を減圧し，湯を鋳型内に引き込む方法

・加圧鋳造法を併用する吸引加圧鋳造もある．

・埋没した鋳造リングをファーネスに留置し加熱を行うことで，加熱膨張を十分に得ることが可能となる．その後，鋳造機を準備しブローパイプにより金属を溶融し，鋳込む．

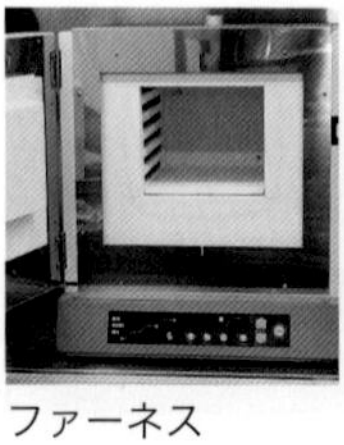

ファーネス

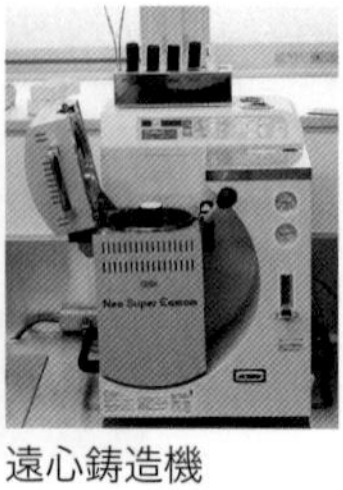

遠心鋳造機

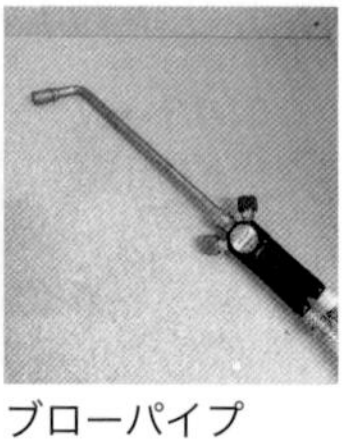

ブローパイプ

## 5）鋳造収縮の補償

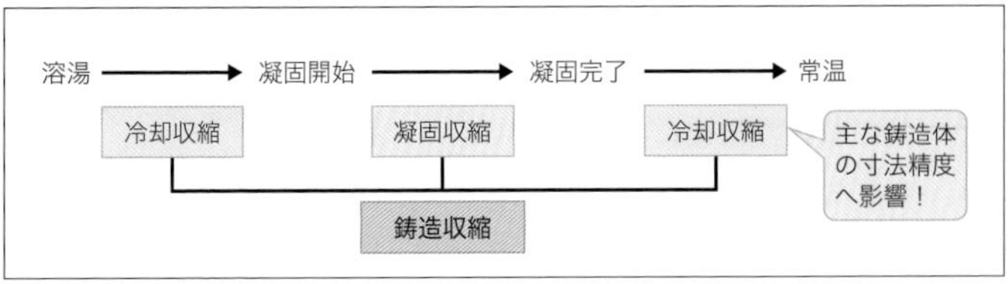


鋳造での金属収縮



### (1) 金属の種類による鋳造収縮

①金合金，金銀パラジウム合金：1.4～1.7%

②ニッケルクロム合金など：2.1～2.5%

### (2) 補償方法

①間接法の作業用模型（歯型）の硬化膨張

②ワックスパターンの膨張

③埋没材の硬化膨張

④埋没材の吸水膨張

⑤埋没材の熱膨張　主にこれによる補償を利用！

・⑤の熱膨張では，クリストバライト埋没材で1.2～1.4%，石英埋没材で0.8～1.0%であり，単体では合金収縮分を補償できない．そこで，硬化時と加熱時の膨張を組み合わせることで，クリストバライト埋没材では1.5～2.0%，石英埋没材では1.0～1.5%の膨張を得ている（→ p.98 参照）.

・また，鋳造リング内での膨張の自由度と精度向上のためにキャスティングライナーを内面に使用する（→ p.97 参照）.

### 6）鋳造欠陥 よくでる

#### （1）鋳巣

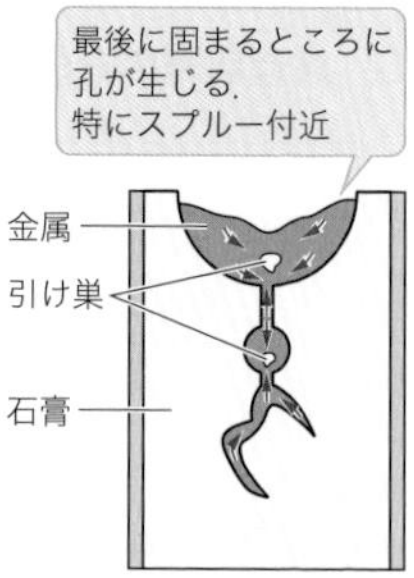


①引け巣：スプルー近くに生じる収縮孔（管）

**原因**：凝固収縮（最後に凝固するところに孔が生じる）

**対応**：湯だまりの付与，太く短いスプルー，適切な位置にスプルーを付与

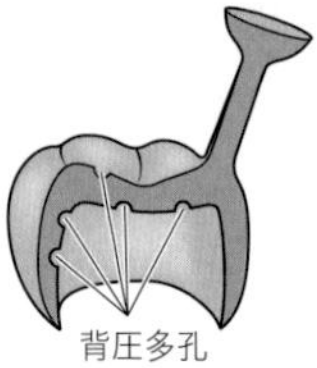


②背圧多孔（バックプレッシャー）：表面の小孔やへこみ

**原因**：通気不足（鋳造圧と鋳込み時間の不足）

**対応**：エアベントの付与，鋳造圧を上げ，鋳込み時間も十分にとる．

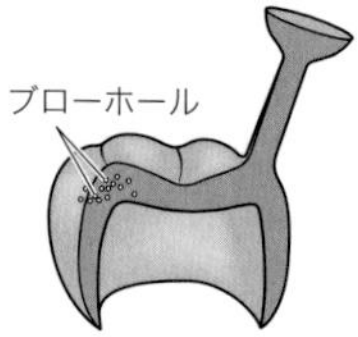


③ブローホール，ピンホール：鋳造体内部の気孔

**原因**：①ミクロ収縮：凝固収縮による，②吸蔵ガス：熔融時にガスを吸収し，放出できないため（大きいものがブローホール，小さいものがピンホール），③ガスの巻き込み：鋳込み時にガスを巻き込んだため

**対応**：①ミクロ収縮：湯だまりの付与，太く短いスプルー，②吸蔵ガス：オーバーヒート（過熱）させない，減圧で行う，フラックスの使用，還元炎を用いる，金属の反復利用をしない．③ガスの巻き込み：スムーズな湯回りのスプルー，②，③共通：鋳造圧を上げる，エアベントを付与する．

#### （2）ホットスポット：スプルー直下のくぼみ

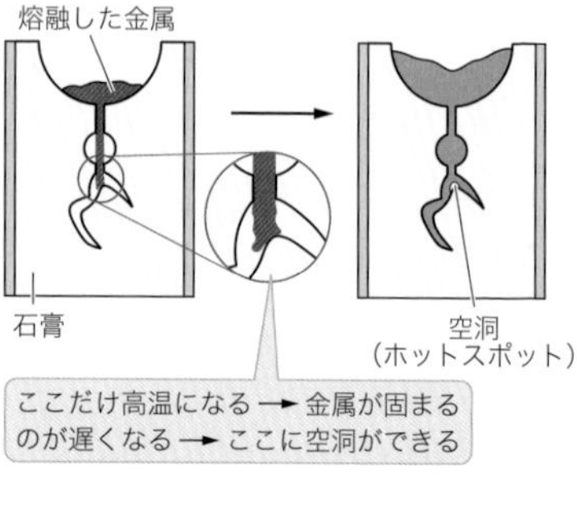


**原因**：スプルーの角度や合金のオーバーヒートなどで，スプルー直下がオーバー

ヒートし，凝固が遅れてできる陥没

**対応**：湯流れを考えたスプルー植立，金属の適切な加熱

(3) 湯境い：鋳造体表面に生じる境目

**原因**：2か所以上のスプルーがある場合に，金属の温度が低い，鋳造圧が低いと生じる．

**対応**：湯流れのよいスプルー，十分な溶湯，鋳造圧を上げる

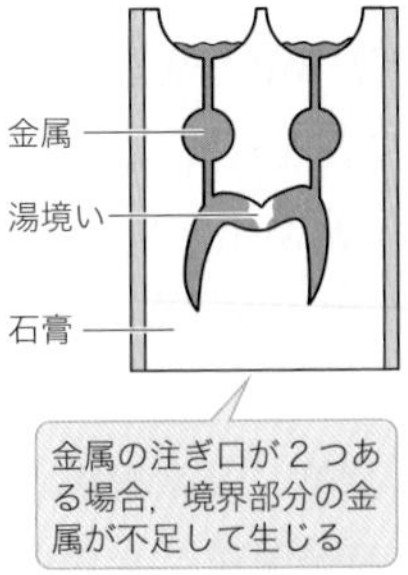


(4) なめられ：辺縁の角がとれた状態

**原因**：湯流れの不良

**対応**：鋳造圧を上げる，金属の温度を十分に上げる，通気をよくする，エアベントの付与

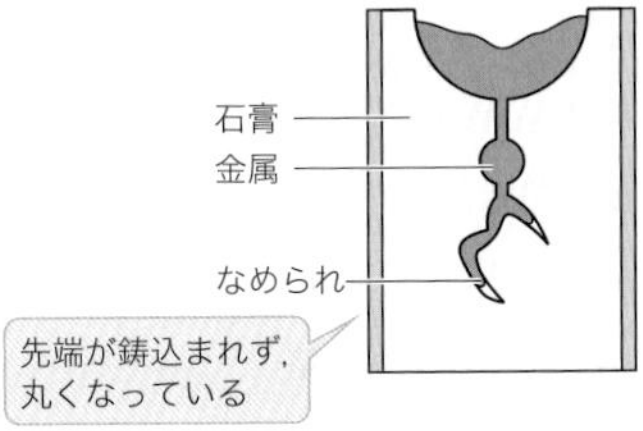


(5) 鋳バリ：辺縁に生じた余剰部

**原因**：埋没材の急加熱，不適切な埋没

**対応**：急加熱の防止

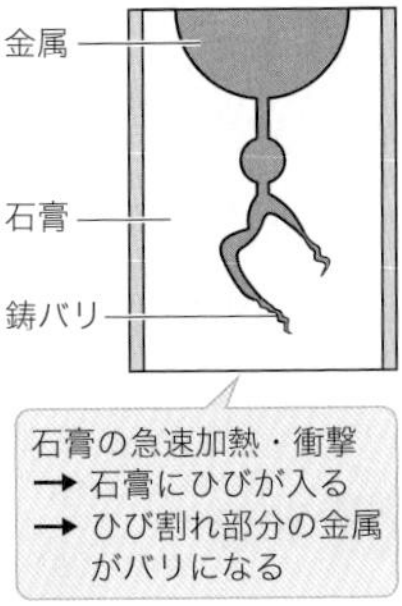


(6) 鋳肌あれ：鋳造体表面のあれ

**原因**：埋没材の混水比が大きい，埋没材のオーバーヒートと急加熱，金属の温度が高すぎる，金属の圧が大きすぎて乱流となる

**対応**：適切な埋没，鋳造，適切な鋳造温度，鋳型の急加熱の防止

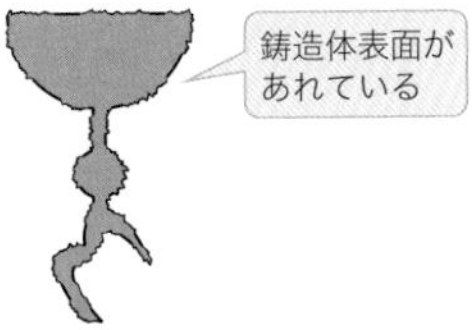


(7) 入れ干し：鋳造体の形をなさない

**原因**：使用金属の不足

**対応**：適正量を使用する．

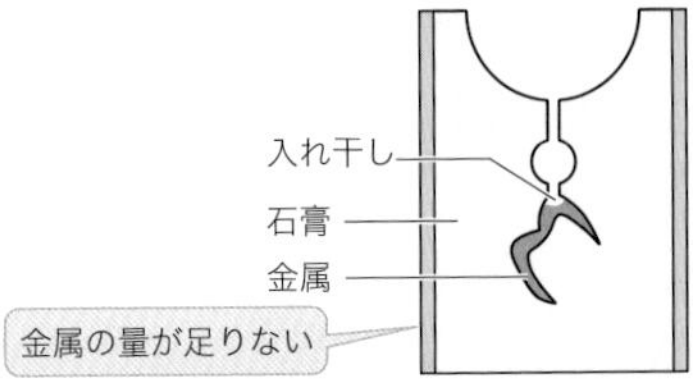

### 7）鋳造後処理

①鋳造金属の赤みが消えたら，水中投下して冷却

②鋳造リングより鋳造体を取り出し，埋没材を除去（サンドブラスト，ブラシ，スチームクリーナーなど）

③特に金合金と金銀パラジウム合金は酸処理する．

**目的**：残余微細埋没材や酸化膜を除去

**使用薬液**：金合金は，40～50％塩酸溶液

金銀パラジウム合金は，10～20％硫酸溶液

④重炭酸ナトリウム溶液（重曹）で酸を中和し，水洗



### 8）熱処理

鋳造体に必要な硬さや機械的強度を付与する．

（1）一般的な方法

①軟化熱処理：700～800℃で加熱後に水中で急冷

②硬化熱処理：350～450℃の炉内に係留加熱し，大気中で放冷

（2）適応

・タイプ3，4金合金，金銀パラジウム合金，低カラット金合金，白金加金，陶材焼付用金合金など

・主に大きなブリッジやポスト部など強度を付与したい際に用いる．

## C 研磨

### 1）目的

金属の表面を滑沢にすることで，衛生的，感覚的に優れ，化学的には腐食の防止，審美的には変色防止効果，生物学的には歯肉への刺激防止作用などがある．

### 2）研磨方法の種類

（1）化学的研磨法

酸洗いが代表的

(2) 電解研磨法

非貴金属の仕上げ研磨として被研磨材を陽極において行う.

(3) 機械的研磨法

・回転式研磨：バーによる研磨．チェアサイドでも行え，一般的

・バレル研磨：バレル(樽)容器に研磨剤とともに入れて回転させて行う.

・咬合接触や隣接面接触が喪失しないよう注意して行う.

### 3) 手順

(1) 形態修正，粗研磨（切削，研削）

金属表面の付着物を除去し，凸部を削除する.

**使用機器**：ダイヤモンドポイント，サンドブラスト，カーボランダムポイント，サンドペーパーコーン

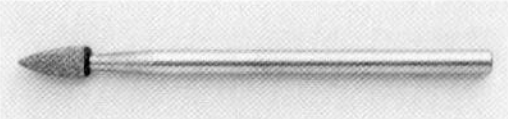

カーボランダムポイント

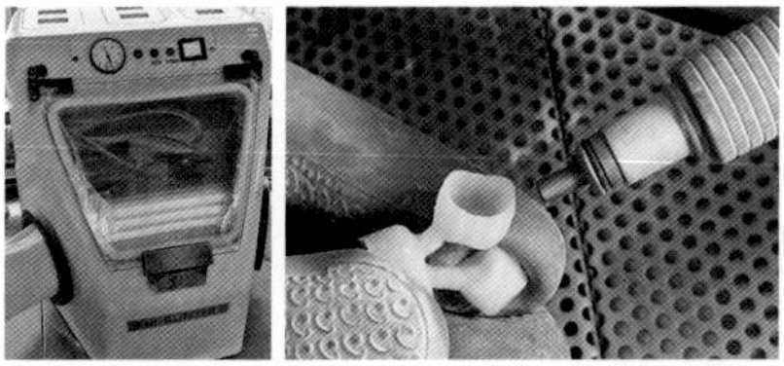

サンドブラスト処理

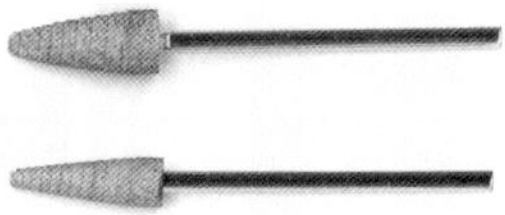

サンドペーパーコーン
上：粗，下：細

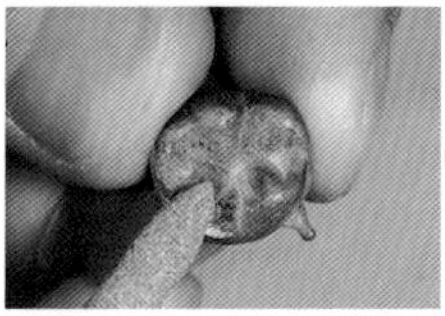

形態修正

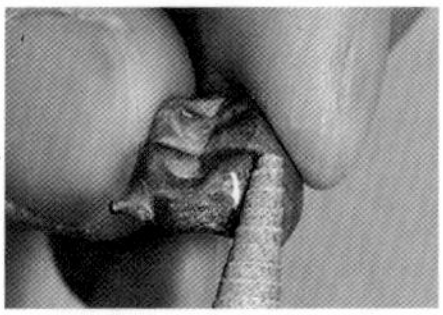

粗研磨

(2) 仕上げ研磨

表面凸部を凹部に押し流す操作で，これにより無定形の薄層（ベルビー層）を形成する．

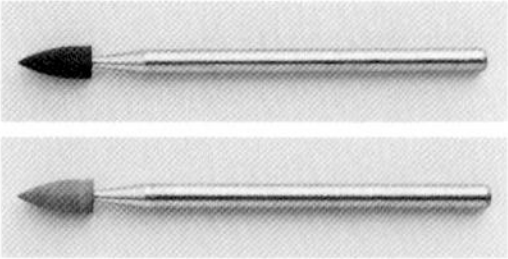
シリコーンポイント(茶, 青)

**使用器具**：シリコーンポイント（茶，青）

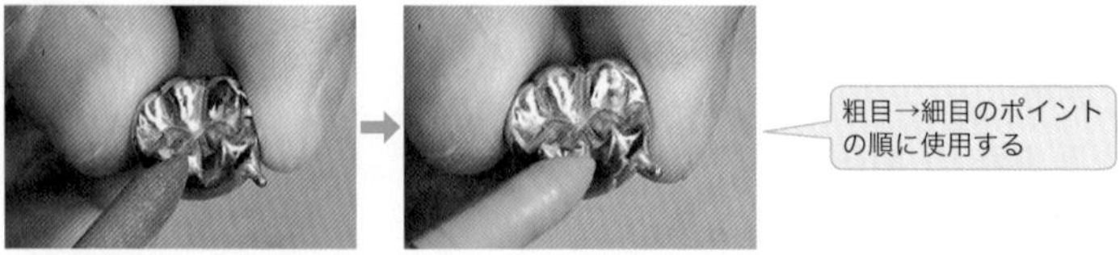


(3) つや出し研磨（琢磨）

金属表面を鏡面状態に仕上げる．

**使用器具**：ルージュ（酸化鉄〈赤〉，酸化クロム〈緑〉），チャモイスホイール

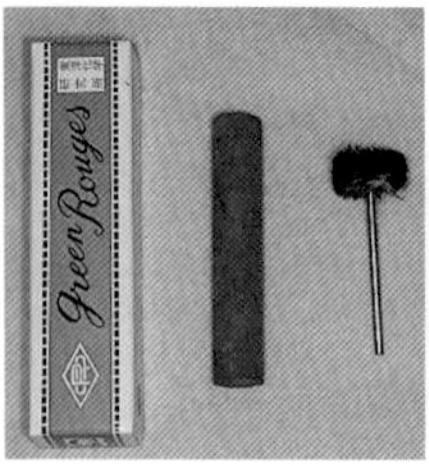


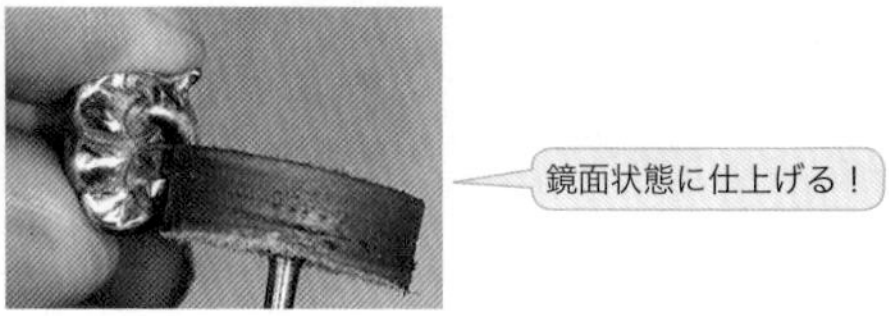


(4) 洗浄

スチームクリーナーや超音波洗浄器（アルコール）で清掃する．

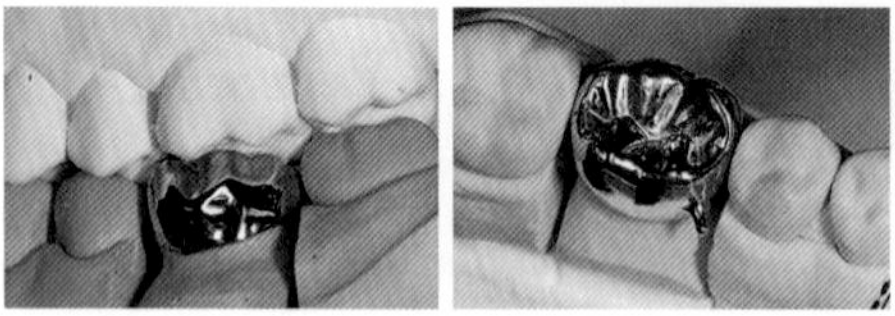

## D ろう付け

### 1）ろう付け用合金の所要性質

①融点：母材金属より 100～200℃低い.

②ぬれ：ぬれがよい. ➡母材金属の上をすみやかに拡散して，ろう付けが容易になる.

③その他

・口腔内で腐食しない.

・母材金属と組成・色調が類似し，電位差が生じない（腐食防止）.

・母材金属と同等かそれ以上の強度がある.

・ろう付け部に点蝕（ピット）が生じない.



### 2）ろう付け間隙

・ろう付け間隙は 0.05～0.15 mm とする.

・母材合金の間隙内に，毛細管現象により溶解したろう付け用合金が流入・拡散して接合が行われる.

母材金属と使用するろう付け用合金の種類
金合金：金ろう
銀合金：銀ろう
金銀パラジウム合金：金銀パラジウムろう

### 3）ろう付け前後の大まかな流れ

①鋳造体完成（ここまでは全部金属冠のブリッジ製作と同じ手順）

・2つ以上の鋳造体よりなるため，平行性を確認していることが前提となる.

・ポンティック基底面，形態，材料など治療方針は決定している.

②口腔内試適

・支台歯との適合（接触点，咬合）の確認（陶材焼付冠では不可能）

・ろう付け間隙の確認

・コア採得

③ろう付け

コアを利用し，埋没してろう付けを行う．

④最終試適と装着

最終試適時に支台歯に入らない場合，コアの変形を含めた②以降でのミスが主な原因と考えられる．まれに，平行性がとれていないことでも生じる．

### 4）ろう付け前の準備



①支台歯に各支台装置とポンティックを試適し，適合状態を確認する．

②ろう付け間隙が 0.05～0.15 mm になるよう調整し，表面を粗研磨する．

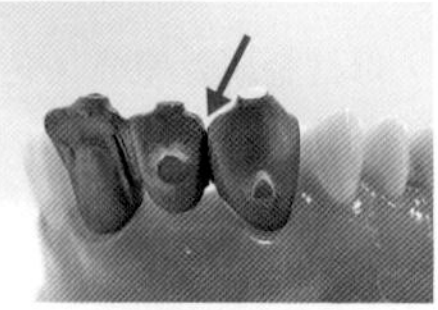

ろう付け間隙(矢印)は
0.05～0.15 mm とする

③石膏やパターンレジンで支台装置とポンティックを固定する（コア採得）．

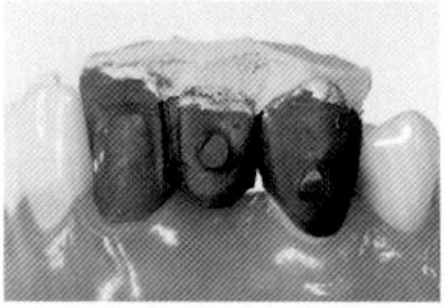

石膏によるコア採得

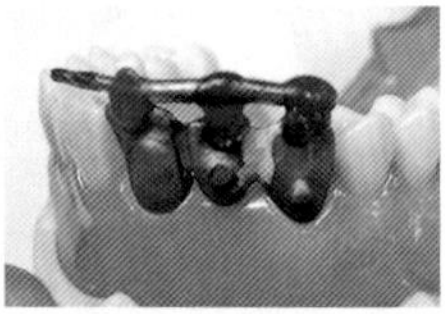

パターンレジンによる
コア採得

④埋没材へ埋入する．支台装置の辺縁は薄く，ブローパイプの加熱による影響が大きいので 1 mm 以上深く埋入する．

⑤ろう付け部に酸化防止と酸化物除去のため，フラックスを塗布する．支台装置の辺縁部など，ろうが流れてはならない部分やクラウン内部にはアンチフラックスを塗布する．

⑥ブローパイプ炎の通過路を付与して適切な埋没材で埋没する．

⑦埋没材硬化後，石膏コアなどを除き埋没材を室温で乾燥させる．

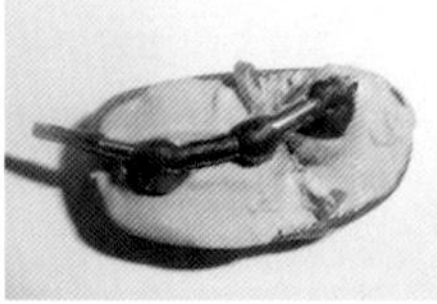

埋没終了

**CHECK!** ろう付け用埋没材の所要性質

・硬化膨張が 0 である．
・熱膨張は母材金属に近い．
➡クリストバライトを減らし石英を主体として高温でも熱膨張するようにした専用のもの，つまり，石英系を用いる．
・ただし，陶材焼付冠で前ろう付けの場合は，リン酸塩系で行う．

**CHECK!** フラックス

・ホウ砂やホウ酸などを用いることが多い．
・ステンレス鋼，ニッケルクロム，コバルトクロム，チタンなど表面酸化膜があるときはフッ化物を加えたものを用いる．

機能・作用

・母材金属表面を清浄化する．
・母材金属表面の酸化膜を除去する．
・母材金属の酸化を防ぐ．
・溶融ろうの表面張力を低くし，母材金属へのぬれを向上させる．
・ろうより低い温度（50℃位低い）で溶融し，ろうを加える前に母材金属表面を覆う．

**アンチフラックス**
溶融したろうが不要な部分に流れないようにするため用いる．鉛筆の芯（黒鉛）など．

### 5）ろう付け操作

①埋没が完了したら電気炉に入れ，ろう付け用合金の融点より 200℃ほど低い温度まで加熱する．

熱源には，ブローパイプ炎，電気炉，高周波，レーザー，赤外線などがある

②電気炉から取り出し，ブローパイプ炎により埋没材ブロックを周囲から全体的に加熱してから，ろう付け部分を直接加熱する．

③ブローパイプの場合は還元炎を使用し，母材金属の温度がろうの融点に近づいたら適量のろう合金をろう付け部におく．ろうは，低温部から高温部に向かい流れるため，流したい方向の先を加熱する．

不要な部分は加熱しない！

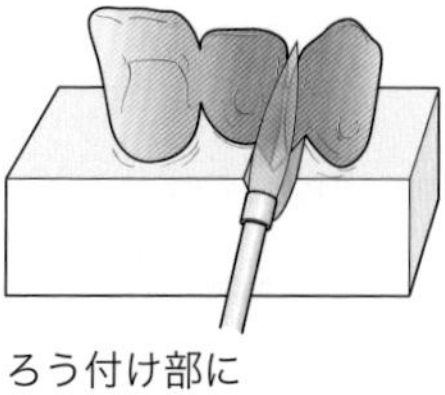

ろう付け部にろうを流し込む

④ろう付け終了後はできるだけゆっくり自然放冷する.

⑤フラックスと埋没材を水洗し，酸洗いやサンドブラストにて酸化膜を除去する.

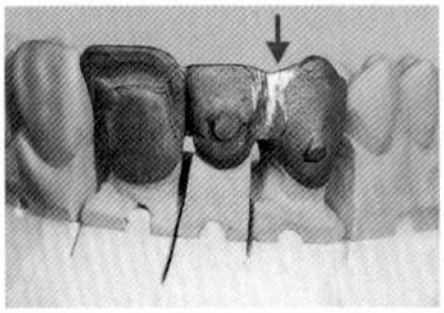

### 6）陶材焼付冠のろう付け （→ p.40 参照）

（1）前ろう付け法

・金属を焼き付けた後，陶材築盛の前（メタルコーピングのみの状態）に行う．このときの口腔内試適では，陶材部分がないため隣接面接触や咬合関係は確認できず，調整は不可能である.

・ろう付け後，ディギャッシングをしてから陶材を築盛する.

・**ろう付け部**：応力の集中する連結部ではなく，ポンティック部に斜めに設定する．➡ろう付け面積を拡大し応力を分散させる.

（2）後ろう付け法

・陶材を築盛し，グレージングした後にろう付けを行う.

・**ろう付け部**：連結部

| | 前ろう付け法 | 後ろう付け法 |
|---|---|---|
| ろうの溶融温度 | 1,000℃以上<br>（>陶材焼成温度） | 800℃程度<br>（<陶材焼成温度） |
| ろう付け部位 | ポンティック部（斜めに） | 連結部 |
| 強度 | 優れる | 劣る |
| 審美性 | 優れる | 劣る |
| 適合性 | 劣る | 優れる |
| 操作の容易性 | 難しい | 容易 |

**CHECK!** 固定性連結 （→ p.29 参照）

・一塊鋳造法（ワンピースキャスト法）：金属が均一のため強度，化学的耐久性に優れるが，大きい鋳造になると寸法精度が下がる.
・ろう付け法：ポンティックと支台装置を別々に鋳造し，ろう付けするため寸法精度は向上するが，操作が煩雑で，一塊鋳造法に比べ，強度や耐食性に劣る.

# Ⅳ. CAD/CAM

## A CAD/CAM とは よくでる

・CAD とは“Computer Aided Design”の頭文字をとっており，「コンピュータの助けを借りて設計する」ことをいう．

・CAM とは“Computer Aided Manufacturing”の頭文字をとっており，「コンピュータの助けを借りて製造をする」ことをいう．

・歯科では，光学印象やラインレーザー，接触式プローブで支台歯を計測し，機械で材料のブロックからコーピングやクラウン，模型を製作する方法をいう．

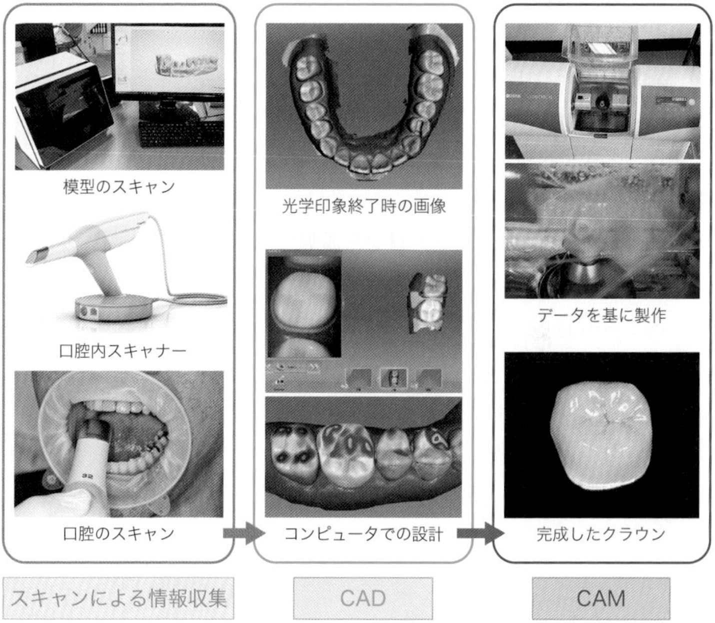

**CHECK!** 歯科用 CAD/CAM の流れ

計測（カメラ，レーザーなど） → 設計（CAD）コンピュータによる → 製作（CAM）削り出し（3D プリンター）



## B CAD/CAM の各装置と特徴　よくでる

### 1）計測装置

現在は主に接触式プローブ，非接触レーザースポット，ラインレーザー（光切断），光学印象（写真式，動画式）などがある．

### 2）計測方法

①模型：接触式プローブ，レーザーや光学印象

②口腔内：光学印象

### 3）設計装置

専用の三次元 CAD を主体としたもので，個々の歯冠形状の基本データから，それを変形させて支台歯に適合させていくものが多い．

### 4）加工装置

・ミリング（切削）加工により材料を成形するものが多い．

・3D プリンターも臨床応用可能となっている．

・システム開発メーカーが自社で個々の加工を請け負う場合は，工場内に大型の機器を設置して加工を行う．

・切削加工のため，精度が高い反面，加工時間が比較的長くかかり，また材料の無駄が多いという欠点がある．

**CHECK!** CAD/CAM 補綴の利点

①変形が少ない．
②再製作が容易である．
③トレーサビリティが確保できる．
④セメントスペースを調整できる．
⑤製作物の品質と精度にばらつきがない．

## C CAD 設計（デジタルワックスアップ）

・デジタルワックスアップでは，咬合面などの表面形態（カントゥアなど）を自由に変更できる．

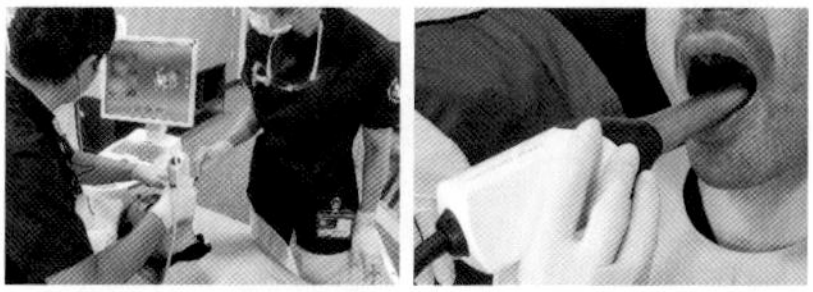

①口腔内の光学印象

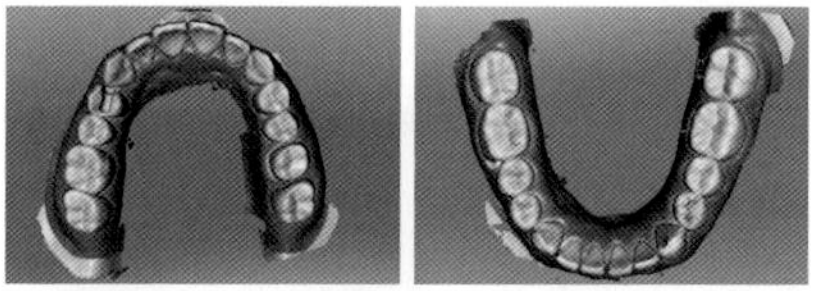

②上下顎の印象（デジタルデータ）

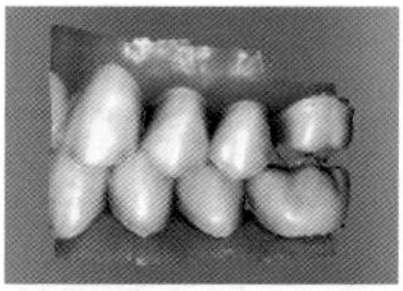

③咬合採得（デジタルデータ）

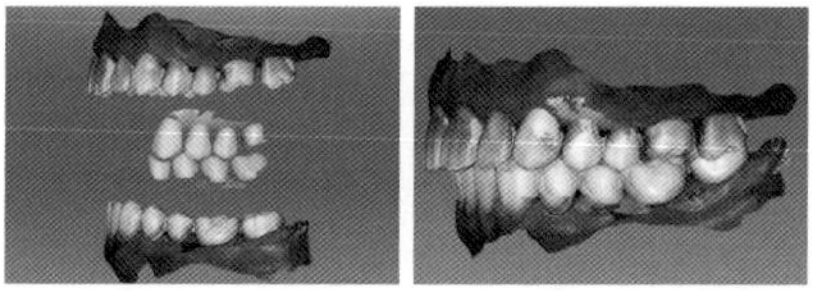

④上下顎，咬合関係のデジタルデータによるデジタルマウント（デジタルデータ上での咬合器付着）

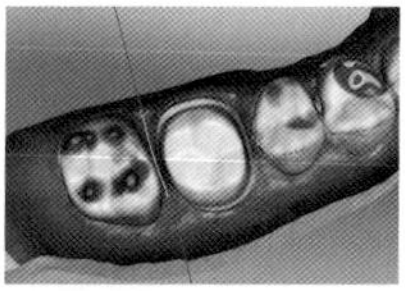

⑤支台歯のデジタルデータ

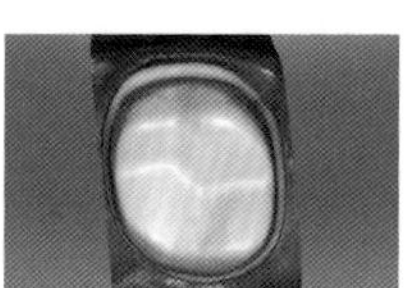

⑥フィニッシュラインの設定

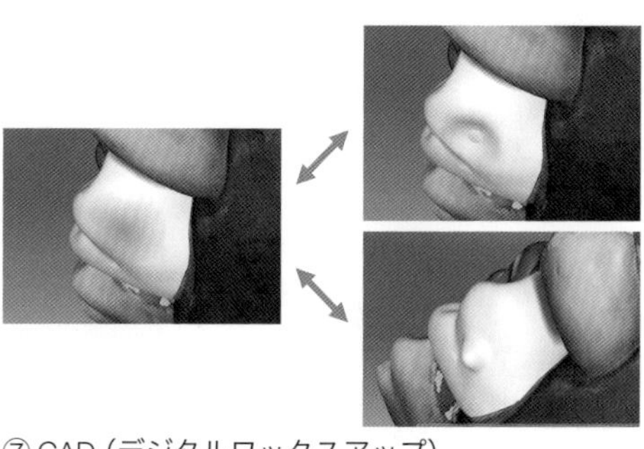

⑦ CAD（デジタルワックスアップ）頰側面の形態（カントゥア形態）の修正

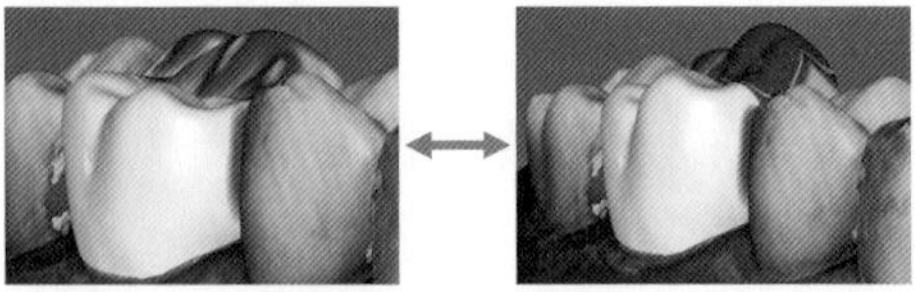

咬合面形態(咬頭の形態)の修正

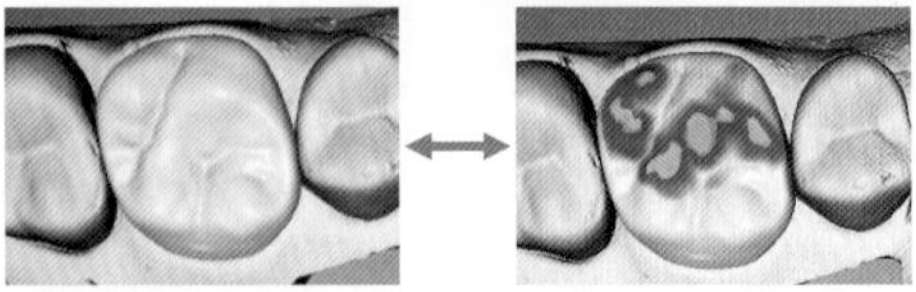

咬合接触の調整



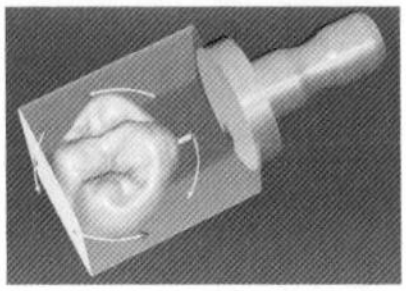

⑧ミリング加工の設定(加工用ブロックへの設計)

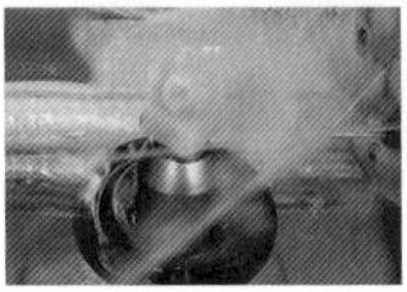

⑨ミリング加工

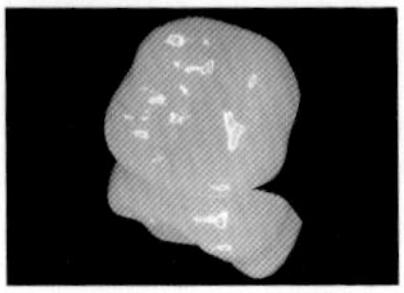

⑩クラウンの完成

## D CAD/CAM に用いる加工材料 よくでる

### 1) 樹脂系材料

- 鋳造用のパターンには PMMA が用いられる.
- プロビジョナルレストレーションや模型の製作にも用いる.
- 3D プリンターに用いられることが多い.
- ミリングによるハイブリッドレジン冠にも用いる.

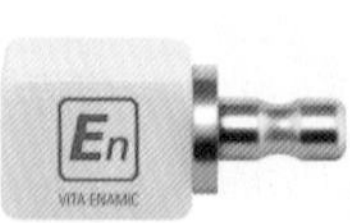


ハイブリッド型
コンポジットレジン

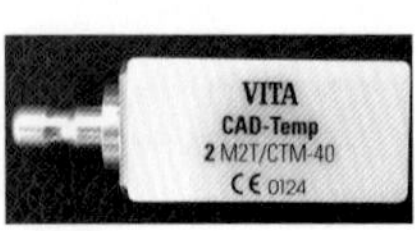


PMMA

### 2）金属系材料

(1) コバルトクロム

部分床義歯の一部として用いられる.

(2) チタン

・クラウン, ブリッジ, インプラントの一部（カスタムアバットメント）などで用いられる.

・多くはミリングであるが, 3D プリンターを用いた粉末焼結式積層法もある.

### 3）セラミック系材料

(1) 歯科用陶材

二ケイ酸リチウム, 一ケイ酸リチウム, 長石系, リューサイト系などがある.

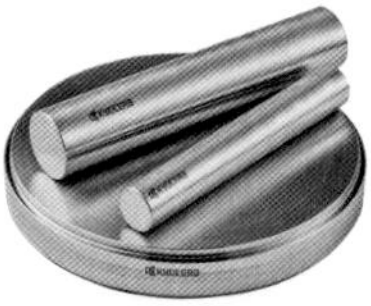
コバルトクロム

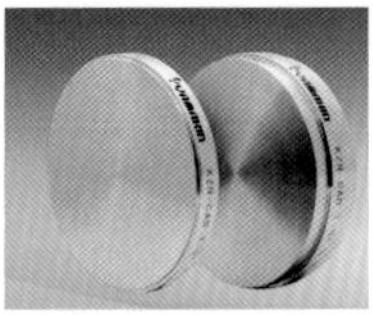
チタン

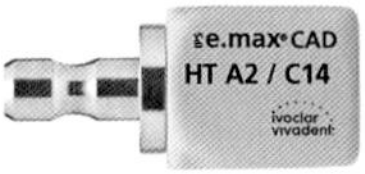

二ケイ酸リチウム

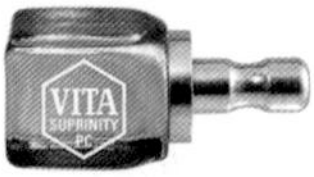

一ケイ酸リチウム

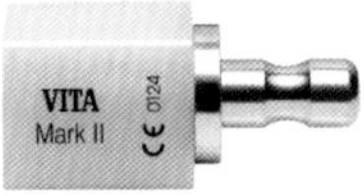

長石系

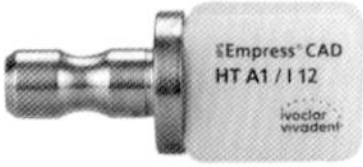

リューサイト系

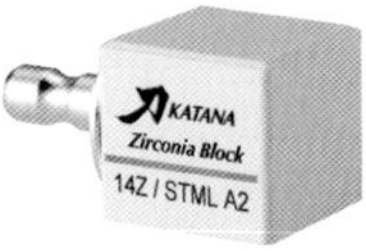

ジルコニア

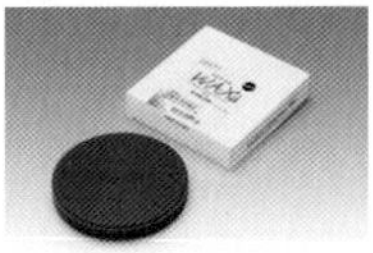
ワックス

(2) アルミナ陶材（従来からの材料）

(3) ジルコニアセラミックス

高強度を有し, ほとんどが歯科用 CAD/CAM システムでの加工に特化

(4) ワックス

ワックスアップを CAD/CAM で行える. その後は通法の埋没・鋳造となる.

**CHECK!** 高透過性ジルコニア，マルチレイヤー

従来型の TZP（正方晶ジルコニア多結晶体，イットリア系ジルコニア）は高強度であるが，透過性が低いため審美性の点からコーピング型で使用されてきた．現在では強度は従来型に若干劣るが，透過性が向上した高透過性ジルコニア（3Y-TZP や PSZ），さらにマルチレイヤー（切縁から歯頸部にかけて暗くなるよう色調がグラデーションになっている）などがあり，モノリシッククラウン（ブリッジ）（ジルコニア単体でクラウン型 CAD/CAM システムで製作する）が可能となった．

## コラム：保険で使用できる材料

保険適応の CAD/CAM ハイブリッド型コンポジットレジン材料

| 機能区分名 | | CAD/CAM 冠用材料（Ⅰ） | CAD/CAM 冠用材料（Ⅱ） | CAD/CAM 冠用材料（Ⅲ） | CAD/CAM 冠用材料（Ⅳ） |
|---|---|---|---|---|---|
| 適用範囲 | | 小臼歯 | 小臼歯 | 大臼歯 | 前歯 |
| 定義 | 無機質フィラー（質量分率） | 60％以上 | 60％以上 | 70％以上 | 60％以上 |
| | ビッカース硬さ | — | 55 HV0.2 以上 | 75 HV0.2 以上 | 55 HV0.2 以上 |
| | 3 点曲げ強さ | — | 160 MPa 以上 | 240 MPa 以上 | 160 MPa 以上 |
| | 吸水量 | — | 32 $\mu$g/mm$^3$ 以下 | 20 $\mu$g/mm$^3$ 以下 | 32 $\mu$g/mm$^3$ 以下 |
| | ブロックサイズ | — | — | — | 歯冠長に相当する一辺の長さが 14 mm 以上 |
| | 無機質フィラーの一次粒子径サイズ | — | — | — | 最大径 5 $\mu$m 以下 |
| | 積層構造 | — | — | — | 切縁部色と歯頸部色，これらの移行色を含む複数の色調の積層構造（3 層以上） |

（三浦，クラウンブリッジ補綴学第 6 版，2021）

●保険適応部位

・小臼歯：すべて可

・大臼歯：第二大臼歯がすべて残存し咬合支持がある場合の第一大臼歯．ただし，金属アレルギーの場合はすべての大臼歯で可能．

・前歯：すべて可

●支台歯形態

オールセラミッククラウン，CAD/CAM 冠と同様（→ p.24 参照）

●印象採得

口腔内スキャナーの使用は不可（通常の印象採得，咬合採得で模型を製作）

●試適・装着

試適時に咬合調整が可能．破損の可能性がある場合は装着後に行う．装着は→ p.81～83 参照．

## E 製作法による分類（主にセラミックス）

### 1）クラウン型 CAD/CAM システム

CAD/CAM により既製のセラミックブロックを切削してクラウンやインレーを製作する．

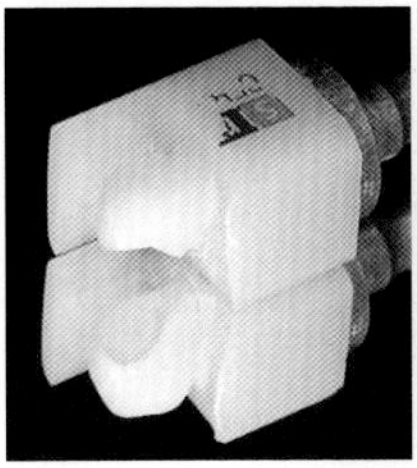

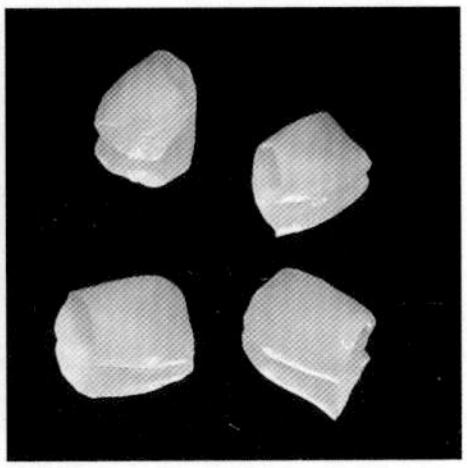

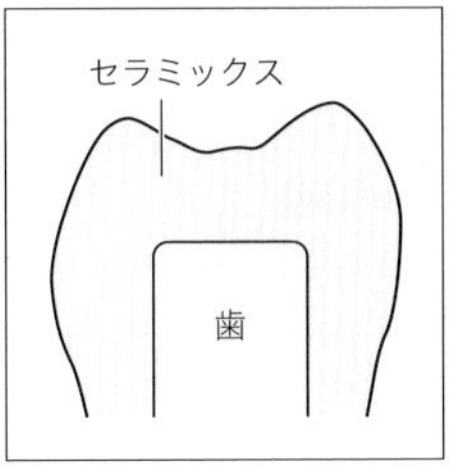


### 2）コーピング型 CAD/CAM システム

・クラウンの高強度コーピング（フレーム）製作システムである．

・ブリッジはこのシステムを使用する．

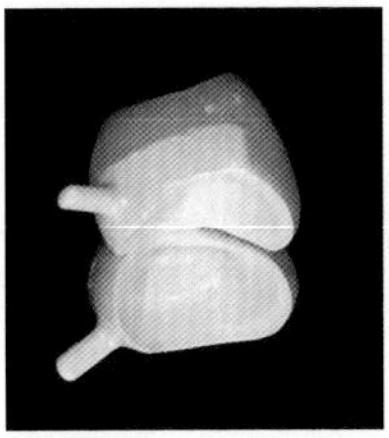

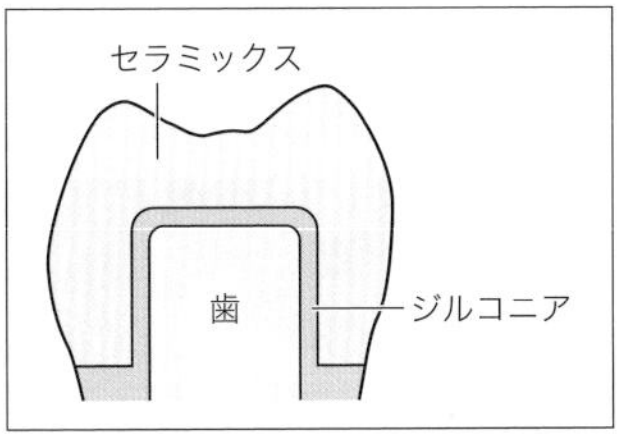


**手順**

①支台歯形態の計測後に CAD によるコーピングデザインを行う．

② CAM により半焼結のジルコニア（アルミナ）ブロックを切削する．

③ 1,300℃以上で完全焼結させることで，高強度のコーピングができる．

④コーピング上に歯冠色陶材を築盛，またはプレス成形して完成する．

### 3）積層造形

| 方式 | 特徴 | 利点 | 欠点 | 使用材 |
|---|---|---|---|---|
| 熱溶解積層方式（FDM） | 加熱したノズルから溶解した材料を積み上げる | 簡便で安価 | 精度が悪い<br>仕上がりが粗い | ABS 樹脂<br>PLA 樹脂 |
| 光造形方式（SLA：レーザー走査，DLP：断面を一括露光） | 液状樹脂に紫外線を当て硬化させ積み上げる | 高精度造形<br>表面滑沢<br>信頼性高い | 量産が難しい<br>単価が高い<br>造形後の洗浄や最終（二次）硬化が必要なことがある | エポキシ樹脂 |
| インクジェット方式 | インクジェットヘッドより液体噴射して紫外線で固めながら積層する | 高速<br>高精度<br>カラー化<br>表面が滑沢 | 壊れやすい<br>光で変形の可能性（長期安定が悪い） | アクリル樹脂 |
| 粉末焼結積層方式 | 粉末材料にレーザー光線を当て焼結させる | 金属可能<br>複雑造形可能<br>高耐久性 | 表面が粉っぽい | 樹脂系<br>金属系 |

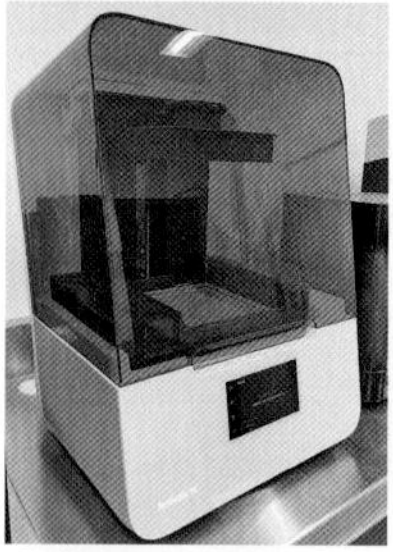

①光造形の装置

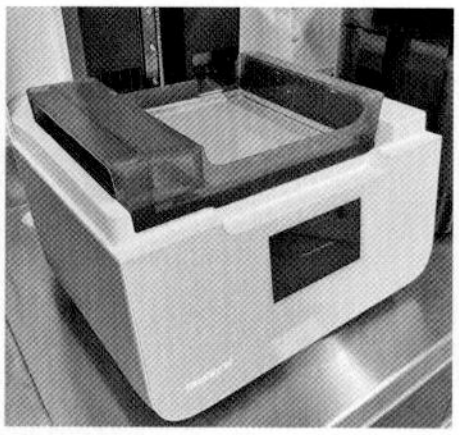

②樹脂材料

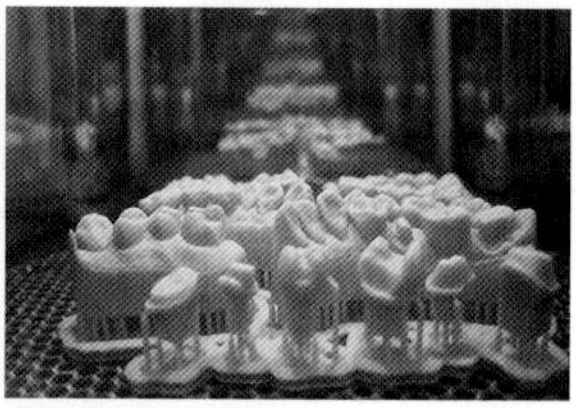

③造形後の模型

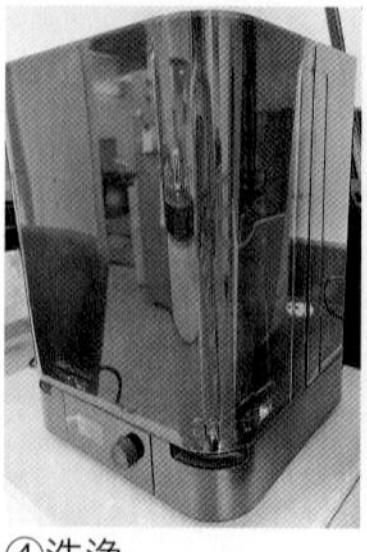

④洗浄

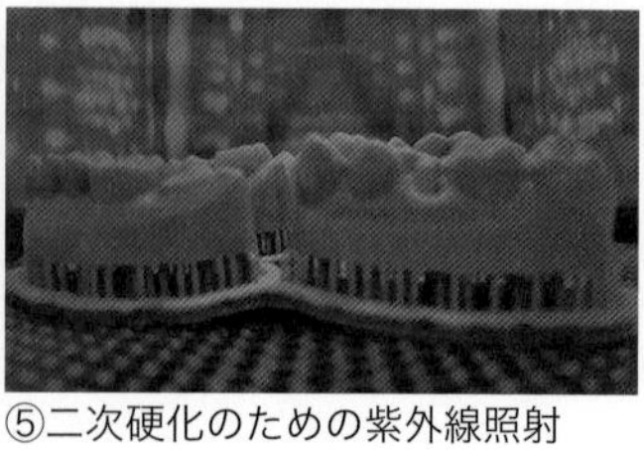

⑤二次硬化のための紫外線照射

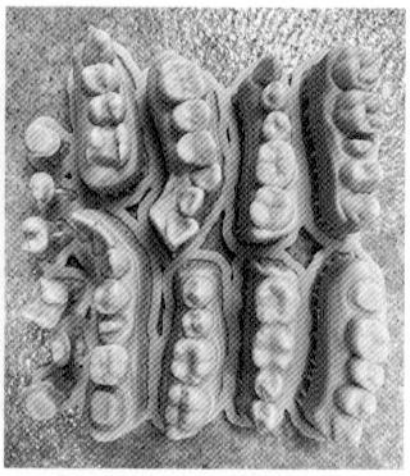

⑥完成した模型

積層造形：光造形方式

## F 3D プリンター

### 1）光造形方式

・液状樹脂（レジン）に紫外線（UV）照射して硬化させてプリントアウトする方法．積層痕ができにくく，滑沢な表面を得やすい．

・造形物は洗浄が必要で，太陽光に弱い．サポート材が必要となる．

(1) SLA 方式（ステレオリソグラフィ）：繊細な造形に向く

・液状レジンに点状紫外線（UV）を照射して少しずつ固めて形態をつくる．

・時間がかかる．

(2) DLP 方式（デジタルライトプロセッシング）：スピードが速い

・液状レジンに面状で紫外線（UV）を当てて固めるため早く造形できる．

・解像度は粗くなりやすく，形態が不安定になることがある．

### 2）粉末焼結積層造形

・粉末状の素材（歯冠補綴では金属）にレーザー〔Yb（イッテルビウム）-ファイバレーザー〕を照射してバルバノミラーで制御して，一層ずつ溶融・固着しながら焼結させる（SLM 法：レーザー粉末焼結積層形方式）．

・金属の酸化を防ぐためアルゴンなどの不活性ガスを用いる．

・高精度な造形が可能．

・表面があれた（ざらついた）感じとなる．

## CHECK!　ジルコニア

特徴

・メタルコアや支台歯に変色がある場合にも有効.

・曲げ強度はアルミナの約 2.8 倍強い．焼成で 20%程度収縮する.

化学式：$ZrO_2$（二酸化ジルコニウム）

構成元素：酸素，ジルコニウム

融点：2,680℃，沸点：4,300℃

製作方法：CAD/CAM のみで製作される.

①少し軟らかい半焼結体（100 HV 程度）のブロック・ディスクをミリング加工する.

②焼成（シンタリング：1,500℃程度）で完全焼結体（1,000 HV 以上）とする．その際には 20%程度収縮する.

③ダイヤモンド粒子の含まれたポイントや研磨材で研磨する.

製作の流れ

CAD ➡ジルコニアディスク（半焼結）を CAM ➡焼結（シンタリング）で完全焼結体へ➡研磨・完成

## G 従来法と CAD/CAM 法の流れ

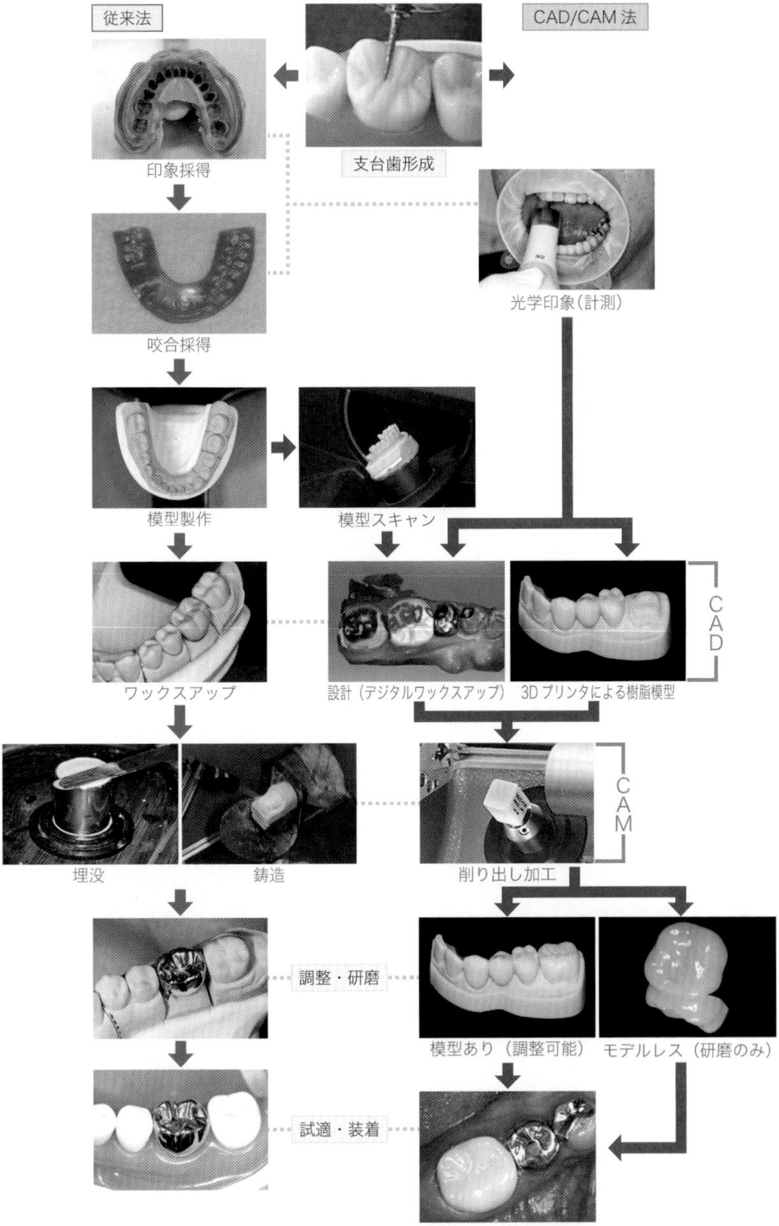

# 令和 5 年版歯科医師国家試験出題基準対応表

必修の基本的事項

| 大項目 | 中項目 | 小項目 | 本書対応 Chapter |
|---|---|---|---|
| 6　主要な疾患と障害の病因・病態 | イ　口腔・顎顔面領域の疾患と障害の概念 | a　歯の硬組織疾患<br>d　不正咬合<br>e　咀嚼障害 | 1-Ⅳ<br>1-Ⅳ<br>1-Ⅳ |
| 7　主要症候 | イ　口腔・顎顔面領域の症候 | b　歯の症候(齲蝕，歯の損耗，着色・変色，亀裂，破折)<br>e　歯列・咬合の症候(不正咬合) | 1-Ⅳ<br>1-Ⅳ |
| 8　診察の基本 | カ　歯列・咬合の診察 | a　歯列弓<br>b　咬合状態 | 1-Ⅴ<br>1-Ⅴ |
| | キ　歯・歯周組織の診察 | a　歯と歯冠修復物 | 1-Ⅴ |
| 9　検査・臨床判断の基本 | オ　口腔・顎顔面の検査 | a　歯の検査<br>b　歯周組織の検査<br>g　口腔機能の検査 | 1-Ⅴ<br>1-Ⅴ<br>1-Ⅴ |
| 11　治療の基礎・基本手技 | ケ　歯・歯周組織に対する基本的処置 | e　歯の欠如・欠損の治療 | 2 |
| | ス　患者管理の基本 | a　口腔環境の評価(口腔清掃状態，補綴装置の清掃状態，残存歯の状態，口腔粘膜の状態，咬合状態，補綴装置の適合状態，顎堤の状態，唾液，味覚) | 1-Ⅴ |
| | セ　歯科材料・機器 | b　診療用器械，切削・研削工具・研磨材<br>c　印象用材料・機器<br>d　模型用材料，ワックス<br>e　成形修復・予防塡塞・歯内療法用材料<br>f　歯冠修復・義歯用材料<br>g　成形技術・機器<br>h　装着用材料，接着処理 | 3-Ⅰ, Ⅱ, Ⅲ　4-Ⅲ<br>3-Ⅴ　4-Ⅳ<br>4-Ⅰ<br>3-Ⅱ<br>2-Ⅱ, Ⅳ　4-Ⅲ, Ⅳ<br>4-Ⅱ, Ⅲ, Ⅳ<br>3-Ⅶ |

歯科医学総論

総論Ⅱ 正常構造と機能，発生，成長，発達，加齢変化

| 大項目 | 中項目 | 小項目 | 本書対応 Chapter |
|---|---|---|---|
| 6　口腔・顎顔面の機能 | イ　運動 | a　下顎位，咬合接触・咬合様式，下顎運動<br>b　顎反射<br>c　舌・口唇・頰・顔面運動<br>d　吸啜，嘔吐 | 1-Ⅱ, Ⅲ |
| | ウ　咀嚼 | a　咀嚼能力<br>b　咀嚼運動の調節 | 1-Ⅴ |

総論Ⅲ　病因，病態

| 大項目 | 中項目 | 小項目 | 本書対応 Chapter |
|---|---|---|---|
| 2　口腔・顎顔面領域の疾患の病因・病態 | イ　歯の喪失に伴う変化・障害 | a　口腔・顎顔面領域の変化・障害 | 1-Ⅳ |

総論Ⅳ　主要症候

| 大項目 | 中項目 | 小項目 | 本書対応 Chapter |
|---|---|---|---|
| 2　口腔・顎顔面の症候 | ウ　歯列，咬合 | ー | 1-Ⅳ |

総論Ⅵ　検査

| 大項目 | 中項目 | 小項目 | 本書対応 Chapter |
|---|---|---|---|
| 1　口腔検査・顎口腔機能検査 | ア　口腔検査 | a　歯の硬組織の検査<br>b　歯髄・根管の検査<br>c　歯周組織(歯周病)検査<br>d　舌・口腔粘膜検査<br>e　歯列・咬合の検査<br>f　口臭検査 | 1-Ⅴ |
| | イ　顎口腔機能検査 | a　下顎運動検査<br>b　顎関節・筋機能検査<br>c　咀嚼機能検査 | 1-Ⅴ<br>1-Ⅴ<br>1-Ⅴ |

総論Ⅶ　治療

| 大項目 | 中項目 | 小項目 | 本書対応 Chapter |
|---|---|---|---|
| 2　歯・歯周組織・咬合の治療 | ア　基本的術式 | d　歯の欠如・欠損の治療 | 2-Ⅱ, Ⅲ |

総論Ⅷ　歯科材料と歯科医療機器

| 大項目 | 中項目 | 小項目 | 本書対応 Chapter |
|---|---|---|---|
| 2　診療用器械・器具 | ア　診療用器械 | e　口腔内スキャナー | 4-Ⅳ |
| | イ　切削・研削工具，研磨材 | ー | 3-Ⅰ, Ⅱ, Ⅲ　4-Ⅲ |
| 3　印象用材料 | ア　非弾性印象材 | c　印象用石膏，印象用ワックス | 4-Ⅲ |
| | イ　弾性印象材 | a　アルジネート<br>b　寒天<br>c　シリコーンゴム | 3-Ⅴ |
| | エ　印象用トレー | ー | 3-Ⅴ |
| | オ　咬合採得用材料 | ー | 3-Ⅵ |
| 4　模型用材料，ワックス | ア　歯科用石膏 | a　普通石膏，硬質石膏，超硬質石膏 | 4-Ⅰ |
| | イ　歯科用ワックス | a　インレーワックス | 4-Ⅱ |
| 5　成形修復・予防塡塞・歯内療法用材料 | ア　成形修復用材料 | a　コンポジットレジン<br>b　グラスアイオノマーセメント，レジン添加型グラスアイオノマーセメント | 2-Ⅱ, Ⅳ　3-Ⅱ |

| 大項目 | 中項目 | 小項目 | 本書対応 Chapter |
|---|---|---|---|
| 6　歯冠修復・義歯用材料 | ア　レジン（樹脂）系材料 | a　加熱重合型アクリルレジン，常温重合型アクリルレジン | 3-Ⅳ, Ⅴ |
| | イ　セラミック材料 | a　陶材<br>b　ジルコニア，アルミナ，ガラスセラミックス | 2-Ⅱ, Ⅳ　4-Ⅳ |
| | ウ　金属材料 | a　金合金<br>b　低融銀合金，金銀パラジウム合金<br>c　陶材焼付用合金<br>d　コバルトクロム合金<br>e　チタン，チタン合金 | 2-Ⅳ, 4-Ⅲ |
| | エ　複合材料 | a　間接修復用コンポジットレジン<br>b　歯冠補綴用コンポジットレジン<br>c　CAD/CAM 用コンポジットレジン | 2-Ⅱ, Ⅳ　4-Ⅳ |
| | キ　支台築造材 | ー | 3-Ⅱ |
| 7　成形技術・機器 | ア　レジン（樹脂）系材料の成形技術・機器 | a　加熱重合<br>c　光重合 | 2-Ⅳ |
| | イ　セラミック材料の成形技術・機器 | a　陶材の築盛・焼成<br>b　陶材と金属の接合<br>c　加熱・加圧成形 | 2-Ⅱ.Ⅳ |
| | ウ　金属材料の成形技術・機器 | a　鋳造工程<br>b　金属の接合<br>c　金属の加工 | 4-Ⅲ |
| | エ　CAD/CAM | a　切削加工<br>b　積層造形（付加製造） | 4-Ⅳ |
| 8　接着処理・技術 | ア　接着性モノマー | ー | 3-Ⅶ |
| | イ　歯質接着処理 | a　エナメル質被着面処理<br>b　象牙質被着面処理 | 3-Ⅶ |
| | ウ　歯科材料接着処理 | a　セラミックス被着面処理<br>b　コンポジットレジン被着面処理<br>c　金属被着面処理 | 3-Ⅶ |
| 9　装着用材料 | ア　合着・接着用セメント | a　レジンセメント<br>b　グラスアイオノマーセメント，レジン添加型グラスアイオノマーセメント<br>c　その他の歯科用セメント | 3-Ⅶ |
| | イ　仮着用セメント | ー | 3-Ⅳ |

歯科医学各論

各論Ⅳ　歯質・歯・顎顔面欠損と機能障害

| 大項目 | 中項目 | 小項目 | 本書対応 Chapter |
|---|---|---|---|
| 1　病態 | ア　咬合・咀嚼障害 | － | 1-Ⅳ |
| | エ　審美障害 | － | 1-Ⅳ |
| 2　診察，検査，診断 | イ　検査と評価 | f　補綴装置の評価<br>g　研究用模型による検査 | 1-Ⅴ<br>1-Ⅴ |
| | ウ　診断 | － | 1-Ⅰ　2-Ⅰ，Ⅱ |
| | エ　治療計画の立案 | － | 1-Ⅰ　2 |
| 3　クラウンブリッジによる治療 | ア　クラウンブリッジの設計 | － | 1-Ⅴ　2 |
| | イ　臨床操作 | a　前処置<br>b　支台歯形成<br>c　支台築造<br>d　印象採得<br>e　プロビジョナルレストレーション<br>f　顎間関係の記録<br>g　患者情報の記録と伝達<br>h　口腔内試適<br>i　仮着<br>j　装着 | 3-Ⅰ<br>3-Ⅲ<br>3-Ⅱ<br>3-Ⅴ　4-Ⅳ<br>3-Ⅳ<br>3-Ⅵ<br>3-Ⅵ<br>3-Ⅶ<br>3-Ⅳ<br>3-Ⅶ |
| | ウ　技工操作 | a　ロストワックス法による製作<br>b　CAD/CAM による製作<br>c　その他の方法による製作 | 2-Ⅳ　4-Ⅰ，Ⅱ，Ⅲ<br>2-Ⅳ　4-Ⅳ<br>2-Ⅳ |
| 8　指導と管理 | ア　口腔衛生指導 | － | 3-Ⅷ |
| | イ　補綴装置に対する指導 | － | 3-Ⅷ |
| | オ　リコールとメインテナンス | a　セルフケア（ホームケア），プロフェッショナルケア<br>b　残存組織の変化とその対応<br>c　咬合の変化とその対応<br>d　機能低下とその対応<br>e　補綴装置の破損とその対応 | 3-Ⅰ，Ⅷ |

# 参考文献


1）矢谷博文ほか編：クラウンブリッジ補綴学．第6版．医歯薬出版，東京，2021．
2）日本補綴歯科学会編：歯科補綴学専門用語集．第5版．医歯薬出版，東京，2019．
3）會田雅啓ほか編：冠橋義歯補綴学テキスト．第4版．永末書店，京都，2021．

## Chapter 1

1）市川哲雄ほか編：無歯顎補綴治療学．第4版．医歯薬出版，東京，2022．
2）古谷野　潔，矢谷博文編：月刊「歯科技工」別冊 目で見る咬合の基礎知識．医歯薬出版，東京，2002．

## Chapter 2

1）三浦宏之ほか編：ナノジルコニアを活かしたオールセラミック修復　新たなメタルフリー修復の時代．医歯薬出版．東京，2010．

## Chapter 3

1）三浦宏之ほか編：クラウンブリッジテクニック．第2版．医歯薬出版，東京，2018．
2）木本克彦，星　憲幸ほか：すぐに臨床応用できる補綴装置撤去のコツ．日歯評論，76（7～11）：92～97，76～81，92～98，70～107，108～113，2016．
3）木本克彦，星　憲幸ほか：初心者のための歯肉圧排　エビデンス&テクニック（前編：理論編），（後編：実践編）．QDT Art & Practice，36（6，7）：45～56，45～60，2011．
4）木本克彦，星　憲幸：確実・適切な歯肉圧排がしたい！今選びたい圧排糸・薬剤・器具59+．QDT Art & Practice，38：356～377，2013．
5）木本克彦，星　憲幸：予知性の高い支台築造がしたい！今選びたいファイバーポスト＋レジンコア関連材料46+．QDT Art & Practice，38（4）：10～32，2013．
6）木本克彦，星　憲幸：印象採得を容易に精度よく行いたい！今選びたい印象材＋関連材料53+．QDT Art & Practice，38（5）：22～55，2013．
7）木本克彦，星　憲幸：治療を安心して進めるために！今選びたい仮封材・仮着材・暫間修復用材料67+．QDT Art & Practice，38（7）：12～47，2013．
8）一色ゆかり，星　憲幸，木本克彦：マイ・カタログ2021 for Digital Age 第8回 CAD/CAM修復向け支台歯形成用バー・ポイント編．QDT，46（12）：112～118，2021．
9）熊坂知就，星　憲幸，木本克彦：マイ・カタログ2021 for Digital Age 第9回 歯肉圧排&ペースト/薬剤&圧排器偏（前編）．QDT，47（1）：120～127，2022．
10）熊坂知就，星　憲幸，木本克彦：マイ・カタログ2021 for Digital Age 第10回 歯肉圧排&ペースト/薬剤&圧排器偏（後編）．QDT，47（2）：128～133，2022．
11）大橋桂，星　憲幸，木本克彦：マイ・カタログ2021 for Digital Age 第11回 装着材料（接着レジンセメント）/前処理材編（前編）．QDT，47（3）：114～119，2022．

12) 大橋桂，星　憲幸，木本克彦：マイ・カタログ2021 for Digital Age 第11回 装着材料（接着レジンセメント）/前処理材編（中編）．QDT，47（4）：116～121，2022.

13) 大橋　桂，星　憲幸，木本克彦：マイ・カタログ2021 for Digital Age 第11回 装着材料（接着レジンセメント）/前処理材編（後編）．QDT，47（5）：122～129，2022.

## Chapter 4

1) 中嶌　裕ほか編：スタンダード歯科理工学．第7版．学建書院，東京，2019.

2) 末瀬一彦，宮崎　隆編：基礎から学ぶCAD/CAMテクノロジー．医歯薬出版．東京，2017.

3) 星　憲幸，木本克彦：マイ・カタログ2021 for Digital Age 第1回 保険対応のCAD/CAM冠用ブロック＆口腔内スキャナー編．QDT，46（5）：22～39，2021.

4) 熊坂知就，星　憲幸，木本克彦：マイ・カタログ2021 for Digital Age 第2回 保険非対応の高分子系ブロック／ディスク偏．QDT，46（6）：98～106，2021.

5) 川西範繁，星　憲幸，木本克彦：マイ・カタログ2021 for Digital Age 第3回 ジルコニアブロック／ディスク編（前編）．QDT，46（7）：102～109，2021.

6) 川西範繁，星　憲幸，木本克彦：マイ・カタログ2021 for Digital Age 第4回 ジルコニアブロック／ディスク編（後編）．QDT，46（8），96～105，2021.

7) 長島信太朗，星　憲幸，木本克彦：マイ・カタログ2021 for Digital Age 第5回 ガラスセラミック系ブロック／ディスク編．QDT，46（9）：106～110，2021.

8) 井上絵理香，星　憲幸，木本克彦：マイ・カタログ2021 for Digital Age 第6回　ステイン材（レジン用/セラミック用）編（前編）．QDT, 46（10）：92～97，2021.

9) 井上絵理香，星　憲幸，木本克彦：マイ・カタログ2021 for Digital Age 第7回　ステイン材（レジン用/セラミック用）編（後編）．QDT, 46（11）：88～93，2021.

# 索引

## し

## す



## せ

## そ



## た



## ち



## つ



## て



## と

## わ



## 数字



## ギリシャ文字



## 欧文

【著者略歴】

木《き》本《もと》克《かつ》彦《ひこ》

1988年　神奈川歯科大学歯学部卒業
2007年　神奈川歯科大学教授

星《ほし》　憲《のり》幸《ゆき》

1989年　明治大学工学部卒業
1998年　神奈川歯科大学歯学部卒業
2021年　神奈川歯科大学教授

歯科国試パーフェクトマスター
クラウンブリッジ補綴学 第2版　ISBN978-4-263-45889-1

2018年 1 月10日　第1版第1刷発行
2021年 5 月25日　第1版第4刷発行
2022年11月20日　第2版第1刷発行

著者　木本克彦
　　　星　憲幸
発行者　白石泰夫

発行所　医歯薬出版株式会社

〒113-8612　東京都文京区本駒込1-7-10
TEL. (03)5395-7638(編集)・7630(販売)
FAX. (03)5395-7639(編集)・7633(販売)
https://www.ishiyaku.co.jp/
郵便振替番号　00190-5-13816

乱丁，落丁の際はお取り替えいたします　印刷・教文堂／製本・皆川製本所